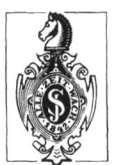

Markus Uhl

Internistische Radiologie des Handskeletts

Mit 60 Abbildungen

Springer-Verlag

Berlin Heidelberg New York London Paris
Tokyo Hong Kong Barcelona Budapest

Dr. med. Markus Uhl
Abteilung Radiodiagnostik der Universitätskliniken
Im Neuenheimer Feld 110, 69120 Heidelberg

Graphiken von U. Tauer, Freiburg

ISBN-13: 978-3-540-58191-8   e-ISBN-13: 978-3-642-79113-0
DOI: 10.1007/978-3-642-79113-0

Die Deutsche Bibliothek – CIP-Einheitsaufnahme
Uhl, Markus: Internistische Radiologie des Handskeletts / Markus Uhl. (Graph. von
U. Tauer). – Berlin; Heidelberg; New York; London; Paris; Tokyo; Hong Kong;
Barcelona; Budapest: Springer, 1994

Satz: Datenkonvertierung durch Elsner & Behrens GmbH, Oftersheim
SPIN 10426999   21/3130-5 4 3 2 1 0 – Gedruckt auf säurefreiem Papier

Vorwort

> Machte man sich alle Möglichkeiten und Schwierigkeiten eines Werkes im Voraus klar und kennte man seinen eigenen Willen, der sich von dem des Autors häufig gar sehr unterscheidet, so ließe man wohl die Arme sinken und hätte gar nicht den Mut zu beginnen.
>
> Thomas Mann, Einführung in den „Zauberberg"

Seit antiker Zeit schon versuchten sich Deuter in der Chirologie, der „Handlesekunst", mit dem erklärten Ziel, aus Merkmalen der individuellen Handmorphologie auf Schicksal und Charakter Schlüsse zu ziehen. Und tatsächlich ist die Hand mit ihrer besonderen Funktionalität und einfachen Schönheit ein gewisser repräsentativer Spiegel des Individuums; man vergleiche z. B. die Hand des manuellen Schwerarbeiters mit der eines Pianisten. Dies gilt auch für das Abbild des Handskeletts im Röntgenbild. Die äußerst vielfältigen Erscheinungsformen des Handknochens, seine mannigfaltigen Reaktionsweisen sind ein oft diagnosewiesender morphologischer Ausdruck eine kranken Menschen und seines Leidens.

Nach der Entdeckung der Röntgenstrahlung am 8. November 1895 fertigte Conrad Wilhelm Röntgen am 22.12. die erste Aufnahme eines menschlichen Körperteils an: die Hand seiner Ehefrau! Diese von Röntgen publizierte Abbildung war eine der aufregendsten Überraschungen für seine Zeitgenossen, manche zweifelten sogar an der Echtheit dieser Aufnahme. Zugleich zeigte C. W. Röntgen von Beginn an eine Perspektive auf, nämlich die medizinische Nutzung der Röntgenstrahlung.

Warum ist die Röntgenabbildung beider Hände eine solche diagnostische Hilfe? Sie liefert uns einen Überblick über rund 50 kleine und mittelgroße Gelenke mit dünnem Knorpelüberzug der artikulierenden Knochen. Stoffwechselveränderungen, rheumatoide Krankheitsbilder und zahlreiche Osteopathien manifestieren sich bevorzugt an diesen Gelenken und kleinen Röntgenknochen.

Das vorliegende Buch ist aus der täglichen Praxis im Umgang mit internistischen Skelettaufnahmen und Seminaren entstanden. Es soll dem Radiodiagnostiker, Orthopäden und Internisten die wichtigsten

Skelettsymptome an der Hand bei internistischen Erkrankungen konzentriert und praxisnah zeigen und die aktuellen pathophysiologischen Zusammenhänge knapp erläutern. Der Text wurde daher prägnant und ballastarm gehalten. Neben Röntgenabbildungen sollen vor allem Zeichnungen die Bildung von Engrammen fördern. Das Manuskript ist als Lehrbuch und Kurs gedacht. Die praktisch wichtigen differentialdiagnostischen Probleme am Handskelett sollten nach Durcharbeiten dieses Buchs lösbar sein.

Größten Dank verdient die wissenschaftliche Graphikerin, Frau Dipl. Biol. U. Tauer, die meine Vorstellungen in Schwarzweißskizzen umsetzte. Die Photoarbeiten wurden von Frau Schierz-Crusius und Herrn Rodrian aus der Abteilung Wissenschaftliche Photogrpahie/ Chirurgie der Universität Heidelberg angefertigt.

Stellvertretend für die zahlreichen Diskussionspartner, die zur Erstellung dieses Büchleins beitrugen, seien genannt: Dr. H. J. Meier-Willersen und Priv. Doz. Dr. B. Heilig (Abt. Innere Medizin V, Hämatologie/Rheumatologie der Universitätskliniken Heidelberg). Herrn Prof. Dr. G. W. Kauffmann danke ich für zahlreiche Anregungen und Informationen bezüglich der Knochentumordiagnostik und Osteomyelitisformen. Herr CA Dr. Baldauff (Bietigheim) hat über zwei Jahrzehnte hinweg als Sektionsleiter der Internistischen Radiologie im Heidelberger Klinikum die Assistenten für die Osteoradiologie begeistert und angeleitet. Seine Ideen haben sich v. a. im Abschnitt Rheumatologie niedergeschlagen. Dr. M. Düx (Abt. Radiodiagnostik) war Mitsammler von Röntgenbildern und Diskussionspartner bei zahllosen Fallkonferenzen. Nicht zuletzt möchte ich den beiden Oberärzten der Sektion Internistische Radiodiagnostik am Universitätsklinikum, Frau Dr. Limberg und Herrn Prof. Dr. Nöldge für ihre Unterstützung danken. Herr Prof. Nöldge war geduldiger Korrekturleser, Frau Dr. Limberg verdanke ich einige interessante Röntgenfälle. Frau Dr. Herter (Thoraxklinik Heidelberg-Rohrbach) war zweite internistische Korrekturleserin.

Das Buchprojekt wurde von Seiten des Springer-Verlags in Heidelberg von Frau Dr. U. Heilmann angenehm betreut.

Heidelberg, September 1994   Markus Uhl

Inhaltsverzeichnis

Abkürzungsverzeichnis

a	anti (bei Antikörperbezeichnungen)
ACE	angiotensin converting enzyme
Ak	Antikörper
ALL	akute Lymphoblastenleukämie
ANA	antinukleärer Antikörper
ANCA	Antineutrophile Centromerantikörper
a. p.	anterior-posterior
ASD	atrioseptal defect (Vorhofseptumdefekt)
BSG	Blutsenkungsgeschwindigkeit
BWS	Brustwirbelsäule
CaOx	Kalziumoxalat
Cd	Cadmium
CK	Creatinkinase
CPPD	Kalziumpyrophosphathydrat
CT	Computertomographie
DD	Differentialdiagnose
DIP	distales Interphalangealgelenk
DISH	diffuse idiopathische Skeletthyperostose
Dr	Region im HLA-System
EMG	Exomphalos-Makroglossie-Gigantismus
EMO	Exophtalmus, Myxödem, Osteopathie
FAP	Familiäre Adenopolyposis
Gd-DPTA	Gadolinium gebunden in einem Chelatkomplex
HA	Kalziumhydroxyapatit
HbS	Hämoglobin-S
HLA	Histokompatibilitätsantigen
HPT	Hyperparathyreoidismus
IgA, IgG, IgM	Immunglobuline
IP	Interphalangealgelenk
LATS	long acting thyreoid stimulator
LDH	Lactatdehydrogenase
LED	lupus erythematodes disseminatus
Ligg.	Ligamenta
LWS	Lendenwirbelsäule
MAK	Mikrosomale Antikörper
MCP	Metacarpophalangealgelenk

MEN	multiple endocrine neoplasia
	(multiple endokrine Adenomatose)
MRT	Magnetresonanztomographie
MTP	Metatarsophalangealgelenk
NMR	nuclear magnetic resonance (Kernspinresonanz)
OP	Operation
PIP	proximales Interphalangealgelenk
r. A.	rheumatoide Arthritis
RES	retikuloendotheliales System
RHS	retikulohistiozytäres System
RNP	Antiribonukleinprotein
RS-Virus	respiratory syncytial virus
SHPT	Sekundärer Hyperparathyreoidismus
SLE	Systemischer Lupus erythematodes
SM	(„Smooth Muscle") Antikörper gegen glatte
	Muskelzellen
SS	Sjögren-Syndrom
SSA	Sjögren-Syndrom-Antikörper Typ A
STH	somatotropes Hormon
TAK	Thyreoglobulinantikörper
Tbc	Tuberculosis
TSH	thyroid stimulating hormone (Thyreotropin)
VSD	Ventrikelseptumdefekt
WHO	World Health Organisation
ZNS	Zentralnervensystem

Einleitung und technische Vorbemerkung

Röntgendiagnostik

Zur Anwendung dürfen nur Film-Folien-Kombinationen mit feinstzeichnender Verstärkungsfolie kommen. Wir bevorzugen nach längerem Experimentieren einen einseitig beschichteten silberreichen Film (Agfa Mammoray MRS) in einer Mammoray-Kassette (Agfa P + MR Detail, einseitige Folie im Europa-Format 25/30 cm). Es werden zum Seitenvergleich immer beide Hände auf einen Film aufgenommen, die Standardeinstellungen sind die d.-v. und schrägen (Zitherspieler-Abbildungen). Die Betrachtung erfolgt zweckmäßigerweise mit Lupenvergrößerung.

Magnetresonanztomographie (MRT) der Hand

Für das technische Procedere der MRT-Untersuchung der Hand schlagen wir folgende Methodik vor:

- Untersuchung mit einer Oberflächenspule (Gelenkspule, Handspule, Fingerspule),
- Untersuchung in Bauchlage mit gestrecktem Arm,
- Anfertigung von koronalen Schnittbildern, Schichtdicke 1 mm bis max. 3,5 mm,
- Spinechosequenzen T1-gewichtet, Doppelecho mit Protonen- und T2-Wichtung. Die T1-gewichteten Aufnahmen werden nach Kontrastmittelgabe (Gadolinium-DTPA i. v., z. B. Magnevist 0,2 ml/kg Körpergewicht) wiederholt.
  Field of view: 120–180 mm. Scanmatrix: 512×512. Akquisitionen: 2 bis 4.
  Die koronaren Schichten werden nach Bedarf im Einzelfall durch sagittale oder transversale Schichtführungen ergänzt.
- Als ergänzende Gradientenechosequenz eignet sich eine T1-betonte gespoilte Gradientenechosequenz (firmenspezifische Bezeichnungen: Siemens „FLASH", Picker „Partial saturation recovery", Philipps „Fast Field Echo FFE", Diasonics „PFI") mit TR 370 ms, TE 14 ms, Flipwinkel 70 Grad, 2 Akquisition). Mit dieser Sequenz gelingt eine gute Beurteilung des hyalinen Gelenkknorpels.

Rheumatologie

Rheumatoide Arthritis

Die rheumatoide Arthritis (r. A.) ist eine chronisch-entzündliche Systemerkrankung unbekannter Ätiologie. Sie betrifft etwa 1% der Bevölkerung, Frauen etwa dreimal so häufig wie Männer. Der Häufigkeitsgipfel liegt in der 4. Lebensdekade. Kennzeichnend für dieses Krankheitsbild ist eine persistierende Inflammation der Synovialis. Über diese Synovialitis kommt es zu Arthritis, Knorpelschädigung, Knochenerosion und Gelenkdestruktion. Fakultativ kann es zu extraartikulären Organmanifestationen kommen. Die Krankheit verläuft schubweise progredient. Eine genetische Prädisposition für die rheumatoide Arthritis ist gesichert, bekannt ist neben der familiären Häufung auch die Assoziation zum HLA-Typ Dr4.

Immunologisch handelt es sich um eine Infiltration der Synovialis durch autoreaktive T-Helferzellen, wobei die T4(-Helferzellen) über die T8(-Suppressorzellen) dominieren. Die Synovialflüssigkeit ist angereichert durch Sekretionsprodukte dieser Lymphozyten, diese Zytokine (z. B. Interleukin 1, Tumornekrosefaktor, Interferon γ) sind für eine Vielzahl der histologischen Symptome verantwortlich (z. B. Makrophagenaktivierung, Osteoklastenaktivierung, Synovialisproliferation). Während diese autoreaktiven T-Helferzellen Zytokine sezernieren, produzieren stimulierte B-Lymphozyten Autoantikörper gegen das Fc-Fragment des Immunglobulin IgG. Diese Autoantikörper sind meist vom Typ IgM und werden „Rheumafaktor" genannt. Sie können bei 70–80% der Rheumatiker mittels des Waaler-Rose-Hämagglutinationstests oder Latexagglutinationstests nachgewiesen werden, der Patient ist dann „seropositiv". Weiterhin kommt es zur Komplementaktivierung und zur Freisetzung knorpeldestruierender Enzyme wie Kollagenase und Elastase. Sowohl von der Synovia wie auch vom subartikulären Knochenmarkraum aus wächst nun ein zell- und gefäßreiches Granulationsgewebe („Pannus") in den Gelenkknorpel ein. Der Knorpel wird also sowohl vom Gelenkkavum als auch vom Knochenmarkraum aus angegriffen und zerstört. Die Organisation des Pannus und der Ersatz durch Bindegewebe führt schließlich zur fibrösen Ankylose. Typisch ist ein polyartikulärer, seltener monoartikulärer Beginn an kleinen Gelenken, mit einem zentripetalen Fortschreiten der

Erkrankung. Die Erkrankung verläuft schubweise chronisch über Jahre.

Rheumaknoten sind subkutan gelegene Knoten aus palisadenförmig angeordneten Wällen von Fibroblasten, Epitheloidzellen und mononukleären Zellen um einen fibrinoiden Herd. Bei etwa 20 % der Patienten sind solche Knoten nachzuweisen, oft an den Streckseiten der Gelenke gelegen. Intraossäre und im Lungenparenchym gelegene Rheumaknoten kommen vor. Vaskulitische Begleitveränderungen können extraartikuläre Organmanifestationen der rheumatoiden Arthritis verursachen. Weitere radiologisch bedeutsame Komplikationen sind die Karpaltunnelsyndrome durch Kompression des N. medianus infolge entzündlich verdickter Sehnenscheiden. 5 % der Patienten zeigen radiologische Zeichen der Amyloidose (s. S. 87), eine Nebenwirkung der Kortisontherapie ist ebenfalls am Handskelett abzulesen: die kortisoninduzierte Osteoporose.

Röntgenzeichen

„In den Initialstadien stellt die Röntgendiagnostik bei der rheumatoiden Arthritis sehr hohe Anforderungen an die Subtilität des Untersuchers" (Freyschmidt 1993).

Die rheumatoide Arthritis zeigt ein typisches manuelles Befallsmuster unter Bevorzugung der proximalen Interphalangealgelenke und Metakarpophalangealgelenke, oft in symmetrischer Anordnung. Allererste Erosionen finden sich meist an der Radialseite der Metakarpalköpfchen, häufig an den Metakarpalköpfchen IV und V. Im weiteren Verlauf folgt dann der Befall der Karpalgelenke (in der statistischen Reihenfolge: Triquetrum, Pisiforme, Scaphoid) und des Processus styloideus ulnae. Wegen des häufigen Befalls des Triquetrums und Pisiforme ist eine Schrägaufnahme der Hand notwendig.

Arthritiszeichen

- Weichteilschwellung: Zeichen der Weichteilschwellung sind spindelförmige Auftreibungen der Gelenkkapseln *(1a)*, konvexe Begrenzung der Interdigitalhautfalten (Schwimmhäute; *1b*); der Abstand zwischen den Metakarpalköpfchen (IV und V) ist genauso groß oder größer als der Abstand zwischen den Metakarpalköpfchen (II–III; *1c*). Der Scaphoidfettstreifen wird konvex nach außen verlagert *(1d)*.

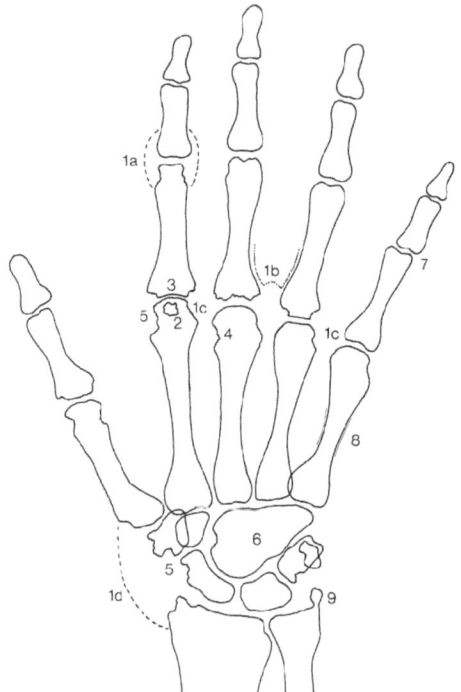

Abb. 1. Rheumatoide
Arthritis (Erklärung s. Text)

- Signalzysten in der subchrondralen Spongiosa *(2)*,
- Gelenkspaltverschmälerung *(3*; anfänglich auch Spalterweiterung
  durch Gelenkerguß möglich),
- Grenzlamellenschwund *(4)*, Erosionen *(5)*, Usuren und schließlich
  Ankylosierung *(6)*,
- Gelenkdeviation, (Sub-)Iuxation *(7)*,
- gelenknahe Knochendemineralisation,
- Periostreaktionen vornehmlich an den Metakarpalia *(8)*,
- Erosion oder Ballonierung des Processus styloideus ulnae *(9)*.

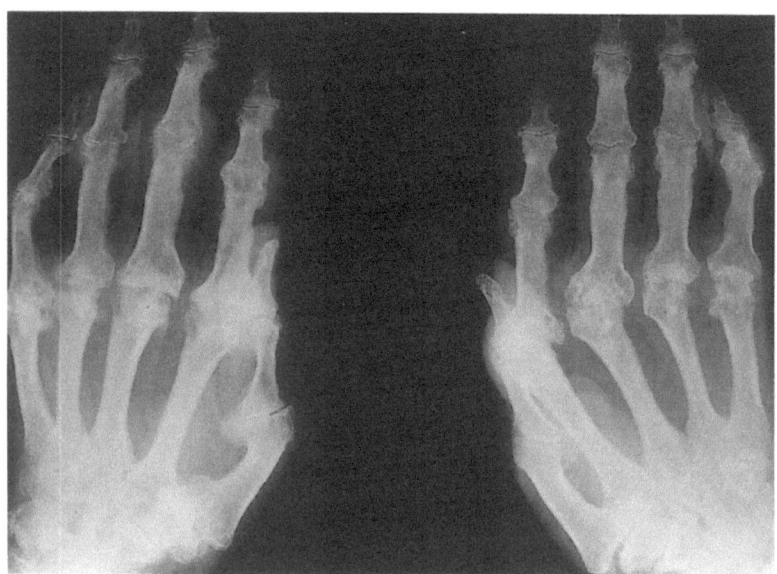

Abb. 2. Rheumatoide Arthritis. 50jähriger Patient mit Weichteilzeichen, Kollateralphänomenen und arthritischen Direktzeichen

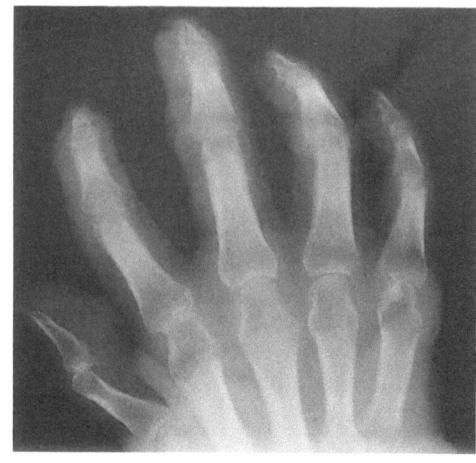

Abb. 3. Rheumatoide Arthritis. Arthritische Direktzeichen wie Erosionen und Gelenkfehlstellungen. Ausgeprägte gelenknahe Demineralisation

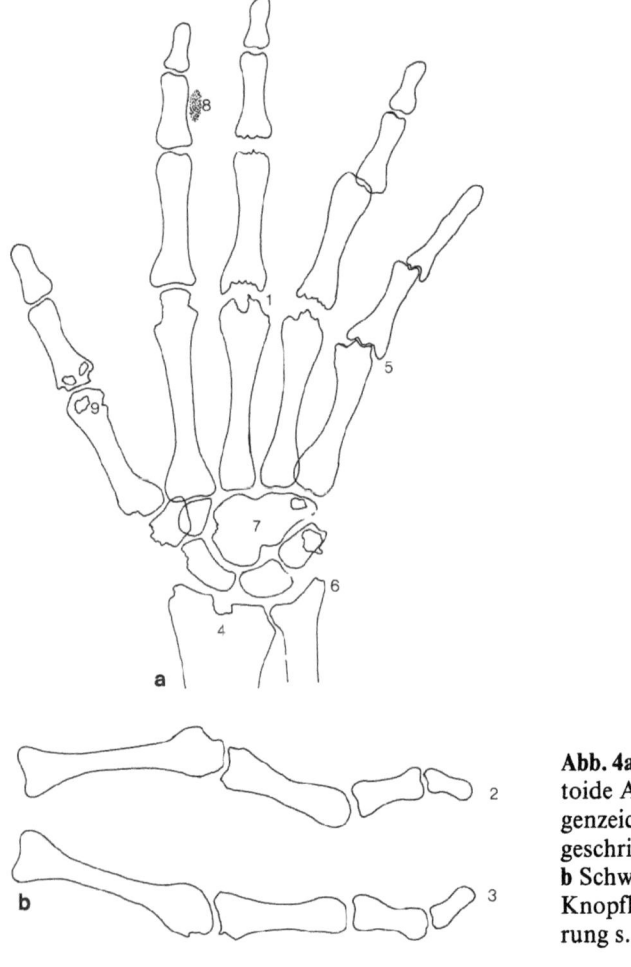

Abb. 4a,b. Rheumatoide Arthritis, Röntgenzeichen: **a** fortgeschrittene r. A. **b** Schwanenhals und Knopfloch (Erklärung s. Text)

Fortgeschrittene rheumatoide Arthritis

Die fortgeschrittene r. A. zeigt folgende weitere Röntgenzeichen in Stichworten *(Abb. 4a–b)*:

- Mutilationen bzw. fortgeschrittene Gelenkdestruktionen *(1)*;
- Knopflochdeformität *(2)* und Schwanenhalsdeformität *(3)* sind simultane Fehlstellungen in den distalen und proximalen Interphalangealgelenken;

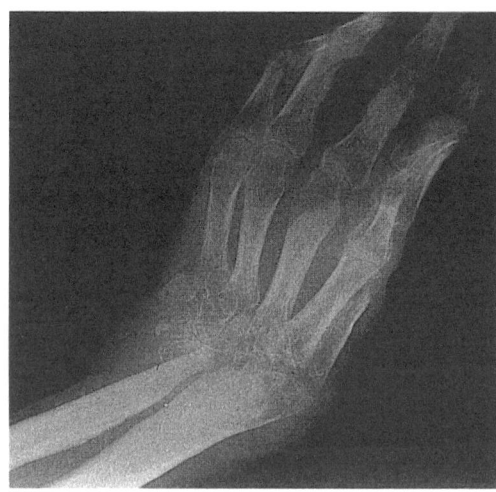

Abb. 5. Weit fortge-
schrittene rheumatoide
Arthritis mit Ausbil-
dung eines „Os car-
pale" und Gelenkfehl-
stellungen

- Radiuskrypte durch Destruktion des Testutschen Ligamentes, welches die Aufgabe der ligamentären Stabilisierung des Radiokarpalgelenk eingebüßt hat *(4)*,
- ulnare Deviation der Fingergelenke, Subluxation, Luxation *(5)*,
- Arrosion bzw. Abschmelzen des Processus styloideus ulnae und radii *(6)*,
- Ankylosierung und Synostierung der Ossa carpalia („Os carpale"; *7*),
- Weichteilverkalkungen *(8)*,
- zystische Osteolysen unterschiedlicher Größe, v. a. in den Karpalia und distalen Unterarmknochen (arthritische Signalzysten, abgeräumte fokale Knochennekrosen, intraossäre Rheumaknotengranulome; *9*). Die Zysten sind um so ausgeprägter, je mehr die Hand gebraucht wird.

Weitere diagnostische Hinweise

Vier von 7 Kriterien der amerikanischen Rheumagesellschaft (ARA) wie Morgensteifigkeit, Rheumaknoten, Hand- und Fingerarthritis, Arthritissymmetrie, Röntgenveränderungen, positiver Rheumafaktor und simultane Arthritis in 3 oder mehr Gelenkarealen müssen zur Diagnosestellung erfüllt sein. Die Kriterien Morgensteifigkeit, klinische Arthritis und Symmetrie des Gelenkbefalls müssen für mindestens 6 Wochen vorliegen. Insbesondere die Morgensteifigkeit über 60 min. Dauer gilt als typisch, sie ist bei 80% der Rheumatiker vorhanden. Die Symmetrie der Gelenkveränderungen an den Händen ist bei 70% der Patienten nachweisbar. Der Rheumafaktor ist bei ca. 70–80% der Patienten positiv („seropositiv"), hingegen nur bei 5% der gesunden Durchschnittsbevölkerung (meist niedrigtitrig). Die Häufigkeit des positiven Rheumafaktors steigt bei Gesunden mit dem Alter, Individuen über 65 Jahre haben in 10–20% der Untersuchungen einen positiven Test. Viele andere Autoimmunerkrankungen zeigen ebenfalls einen positiven Rheumafaktor. Hochtitrige Rheumafaktoren korrelieren bei Rheumatikern mit einer schwerer verlaufenden Erkrankung.

- Ein HLA-Dr4-Antigen ist bei 60% der Patienten nachweisbar (in der gesunden Normalbevölkerung bei etwa 20%);
- der ANA-Antikörper ist in 40% der Fälle erhöht;
- die Entzündungszeichen im Labor (BSG, CRP) und der Serumeisenspiegel sind erhöht;
- Normochrome Anämie, Thrombozytose,
- invasive Diagnostik: Arthroskopie, Synovialisbiopsie und Ergußpunktion,
- Suche nach Organmanifestationen (Herz, Lunge, Pleura, Augen, Gefäße, ZNS etc.);
- das Osteoporoserisiko ist erhöht (Kortisontherapie, Immobilität).

Besondere Verlaufsformen

Felty-Syndrom: eine rheumafaktor-positive Arthritis mit Lymphknoten- und Milzschwellung und Leukopenie im Erwachsenenalter. Bei 85% der Patienten sind granulozytenspezifische ANA-Antikörper nachweisbar.

Kaplan-Syndrom: eine rheumatoide Arthritis in Verbindung mit einer Lungensilikose/Pneumokoniose.

Radiomorphologische Differentialdiagnosen der rheumatoiden Arthritis

Wichtig ist der Ausschluß einer morphologisch ähnlich verlaufenden Lyme-Arthritis nach Borreliose-Infektion (im Regelfall durch Zeckenbiß übertragen, spezifische Titerbestimmung möglich). Radiologisch kann eine chronische Lymearthritis nicht von einer r. A. differenziert werden. Häufigster Erstmanifestationsort der akuten Lyme-Arthritis ist zwar das Kniegelenk, die chronisch verlaufende Form hinterläßt insbesondere auch an den kleinen Gelenken erosive Veränderungen. Auch eine morphologisch ähnliche Arthritis bei einer Pyoderma gangraenosum (Hautinspektion, Assoziation mit Colitis ulcerosa und M. Crohn) kann differentialdiagnostisch oft nicht von einer r. A. abgegrenzt werden.

Weitere Differentialdiagnosen werden in den folgenden Kapiteln erläutert.

Allgemeine Symptomatologie der Arthritis

Arthritiszeichen im Röntgenbild

Die radiologischen Arthritiszeichen können in vier große Klassen eingeteilt werden (Dihlmann 1989):

1. Die Weichteilzeichen: Sie treten innerhalb weniger Tage bis Wochen nach dem klinischen Arthritisbeginn auf. Im Röntgenbild imponiert eine Verdickung der periartikulären Weichteile, eine Verlagerung bzw. Verformung des Fettstreifens entlang des Os scaphoideum und des M. pronator quadratus nach außen und eine Gelenkkapselschwellung. Manche Autoren rechnen auch den Gelenkerguß zu den Weichteilzeichen (radiologisch Gelenkspaltverbreiterung).

2. Die arthritischen Kollateralphänomene: Die Kollateralphänomene werden radiologisch Wochen bis Monate nach Krankheitsbeginn erfaßbar. Durch die Einwirkung bestimmter Zytokine (Tumornekrosefaktor, Interleukin 1) auf die gelenknahen und subchondralen Osteoklasten kommt es zu einer gelenkbezogenen Demineralisation. Weiterhin wird der gelenknahe Knochen durch ein chronisches Knochenödem aufgelockert, es resultiert die radiologisch faßbare „gelenknahe Osteopenie" des Arthritikers.

3. Die arthritischen Direktzeichen (Abb. 6): Die Direktzeichen sind erst Wochen bis Monate bzw. Jahre nach Krankheitsbeginn erkennbar. Im Gegensatz zu den Kollateral- und Weichteilzeichen sind die Direktzeichen spezifisch für die Arthritisdiagnose. Durch den Einbruch von entzündlichem Granulationsgewebe in die subchondrale Spongiosa entstehen zystische Knochendefekte, die sog. „Signal-

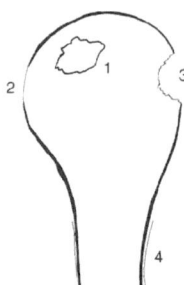

Abb. 6. Arthritiszeichen

zysten" *(1)*. Auch gelenknah entstandene Rheumaknoten können zu osteolytischen Defekten führen. Durch die arthritische Knorpeldestruktion wird der Gelenkspalt konzentrisch verschmälert.

Die artikulierenden Knochenoberflächen mit dünnem Knorpelüberzug (v. a. die Außenseiten der Gelenkköpfchen) zeigen nach der Knorpeldestruktion eine Ausdünnung *(2)*, schließlich eine Unterbrechung der subchondralen Grenzlamelle *(3)*. Diesen Grenzlamellenveränderungen kommen in der Praxis größte Bedeutung zu, und man sollte sich die Zeit für eine sorgfältige Lupenbetrachtung dieses Phänomens nehmen: Die subchondrale Grenzlamelle des Gesunden ist glatt und unterbrechungsfrei gleichmäßig als haardünne Verdichtungslinie durchgezeichnet, bei arthritischen Gelenken hingegen ausgedünnt und unterbrochen.

Das weitere Fortschreiten des Angriffs aggressiven Granulationsgewebes („Pannus") auf Knorpel und Knochen führt schließlich zur Erosion. Diese radiologisch wie ausgebissen wirkenden randständigen Knochendefekte sind nahezu der Beweis für eine arthritische Gelenkerkrankung. Histologisch kann gezeigt werden, daß der aggressive Angriff des Pannus von zwei Seiten simultan erfolgt, sowohl vom Gelenkkavum aus, als auch vom Subchondrium und der Markhöhle heraus. Der weitere Verlauf ist durch die Gelenkdestruktion gekennzeichnet, im schwersten Ausprägungsgrad auch „Mutilation" bezeichnet. Der Endzustand wird durch die zunächst fibröse, dann die knöcherne Ankylose erreicht.

Die bekannte Gelenkfehlstellung des Arthritikers (Subluxation, Luxation, ulnare Deviation, Opernglashände) werden zunächst durch die entzündlichen, fibrösen Kapselschrumpfungen bewirkt. Später wird die verschobene Gelenkgeometrie durch die Ankylose fixiert.

4. Periostraktionen (4, Abb. 6): Periostreaktionen entstehen Wochen bis Monate nach Krankheitsbeginn. Ihnen kommt zusätzlich eine besondere differentialdiagnostische Bedeutung bei den Spondylarthropathien zu. Allgemein werden Periostreaktionen vom lamellären Typ beobachtet, insbesondere bei Spondylarthropathien, aber auch regelrechte Periostproliferationen mit wulstigen Anbauten. Weitere Periostreaktionstypen werden in den entsprechenden Kapiteln abgehandelt.

Arthritiszeichen in der Magnetresonanztomographie (MRT) der Hand

Die knöchernen Manifestationen der arthritischen Gelenkveränderungen der Hand werden mit den konventionellen Aufnahmen zuverlässig erfaßt. Die MRT bietet darüber hinaus die Möglichkeit, frühzeitig Weichteilzeichen und Knorpelschäden sowie Ergüsse und Pannusformationen abzugrenzen.

Die MRT-Zeichen im einzelnen:

– *Gelenkergüsse:* signalreich in den T2-betonten Sequenzen.

– *Weichteilschwellung und Ödem:* in den T2-betonten Sequenzen signalreichere Abbildung als sonstiges Bindegewebe.

– *Erosionen des hyalinen Knorpels:* in den T1-gewichteten, protonendichte-gewichteten und gespoilten Gradientenechosequenzen Unterbrechungen und Signalauslöschungen des Knorpelbandes.

– *Knöcherne Erosionen:* Unterbrechung der signalfreien Knochenkortikalis und Interposition von Weichteilgewebe in allen Sequenzen. Änderung der äußeren Knochenkontur. Signaländerungen im angrenzenden Fettmark wie Signalabschwächung im T1-Bild.

– *Tenosynovitis* mit Verdickung der Sehnenscheiden von Flexoren und Extensoren sowie Signalerhöhung in den T2-Bildern. Die signalfrei dargestellten Sehnen sind verdickt.

– *Verbreiterung der Gelenkkapsel* mit Signalintensitätszunahme in den T2-Bildern.

– *Direktnachweis von raumforderndem Pannusgewebe* im Gelenkkavum. In den ersten Monaten nach Krankheitsbeginn ist das Pannusgewebe im T2-Bild signalreich und reichert bei T1-gewichteten Sequenzen erkennbar Kontrastmittel (Gd-DPTA) an. Nach frühestens 10 Monaten Krankheitsaktivität wird das Pannusgewebe im T2-Bild signalärmer (Krahe et al. 1990). Bei dynamischen Kontrastmittelstudien nimmt vaskularisiertes Pannusgewebe sehr kräftig Kontrast-

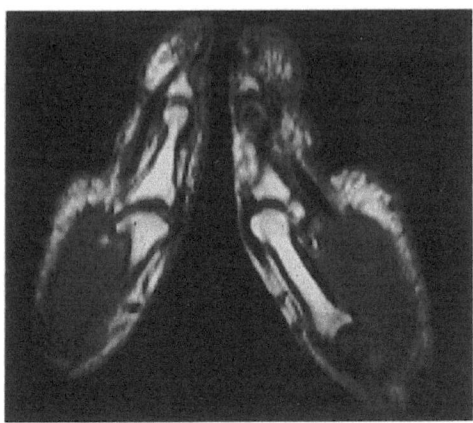

Abb. 7. MRT der Hand eines Rheumatikers (Spinecho T1-gewichtet). Pannus zerstört die Grenzlamelle des Metakarpalköpfchens 1 beidseitig

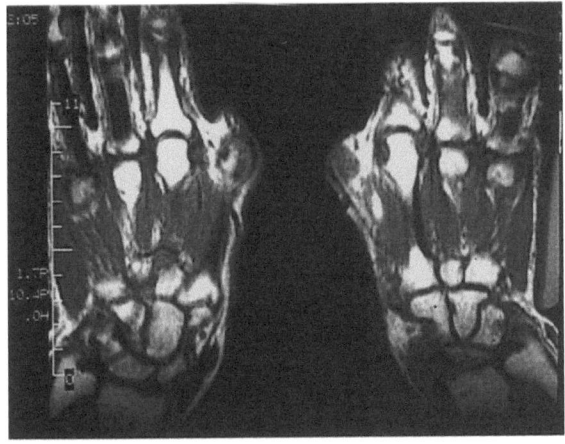

Abb. 8. MRT der Hand eines Rheumatikers. T1-gewichtete Spinechosequenz in koronarer Schnittführung. Pannus zerstört die Grenzlamellen der Metakarpalia 2–4

mittel auf, während fibröser Pannus nur ein geringes Enhancement zeigt (Nägele et al. 1993).

Eine Differenzierung der unterschiedlichen Arthritisformen aus dem Signalverhalten ist nicht möglich, die differentialdiagnostische Spezifität ist minimal bei allerdings hoher Sensitivität für frühe arthritische Phänomene. Die Verfügbarkeit und der hohe technische sowie finanzielle Aufwand steht einer breiteren Anwendung des Verfahrens in der Rheumatologie entgegen.

Juvenile rheumatoide Arthritis

Der Krankheitsbeginn liegt vor dem 16. Lebensjahr mit mono-, oligo- oder polyartikulärem Befall. Eine systemische Verlaufsform mit Hepatosplenomegalie, Lymphknotenschwellung und Fieber, hypochromer Anämie und Leukozytose (M. Still) ist möglich. Bei 60–70% der Verläufe findet sich ein Befall der Halswirbelsäule ("5. Extremität des juvenilen Rheumatikers"). Bei der HLA-B-27-positiven Untergruppe mit meist negativem Rheumafaktor manifestiert sich zudem sehr häufig eine Sakroiliitis und Spondylitis ankylosans.

Röntgenzeichen

Arthritiszeichen wie bei der adulten r. A.

Besonderheiten sind die folgenden

- abgeschmolzene Enden der Röhrenknochen *(1)*,
- die ausgeprägte Neigung zur Periostreaktion *(2)*,
- eine frühe Tendenz zur Ankylose *(3)*,
- Gelenkfehlstellung *(4)*,
- Wachstums- und Reifestörungen wie Brachymetakarpie, Verkürzung und Verschmächtigung von Röhrenknochen *(5)*,
- ausgeprägte Weichteilschwellungen *(6)*,
- Abschmelzen von Sesambeinen *(7)*,
- metaphysäre waagrechte Aufhellungsbänder als Allgemeinzeichen für Wachstumsstörungen *(8)*,
- verfrüht oder verspätet auftretende Knochenkerne,
- gelenknahe Demineralisation mit strähnigem Charakter.

Differentialdiagnostische Hinweise

Die akute Leukämie (besonders ALL) des Kindesalter kann eine Reihe der oben angeführten Röntgenzeichen imitieren; sie sollte durch Überprüfung des "großen Blutbildes" unwahrscheinlich gemacht

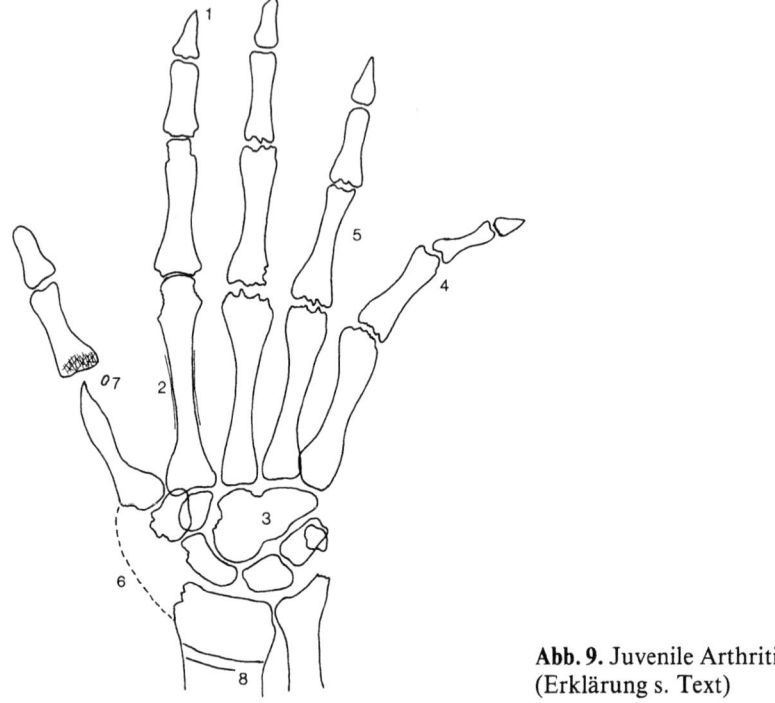

Abb. 9. Juvenile Arthritis
(Erklärung s. Text)

werden. Der Inzidenzgipfel liegt zwischen dem 2. und 5. Lebensjahr. Radiologische Hinweise für eine Leukämie im Kindesalter sind submetaphysäre Aufhellungsbänder der Röhrenknochen, diffuse Osteoporose besonders im metaphysären Knochenabschnitt, Ausdünnung der Kortex bei medullärer Expansion, Knochendestruktionen, Periostreaktionen und subperiostale Knochenneubildung. Kindliche Leukämien sind gelegentlich mit der bilateralen Agenesie des distalen Radius assoziiert. Differentialdiagnostisch muß außerdem an hämatogene bakterielle Osteomyelitiden und Knochen-Tbc (s. S. 42) gedacht werden (Fieber, Entzündungszeichen, Schmerzen sind sowohl bei der Osteomyelitis wie auch bei der juvenilen r. A. anzutreffen).

Primäres Sjögren-Syndrom

Das Sjögren-Syndrom ist eine Kollagenose mit wahrscheinlicher Autoimmunpathogenese und kennzeichnender progressiver Destruktion der exokrinen Drüsen, die zu einem Sicca-Syndrom mit konjunktivaler und mukosaler Austrocknung führt. Zum primären Sjögren-Syndrom zählen zudem eine ganze Reihe von Autoimmunphänomenen. Betroffen sind meist Frauen in der Menopause. Die klinische Symptomatik umfaßt die autoimmune Exokrinopathie (Xerophthalmie mit Keratokonjunktivitis sicca, Xerostomie, sog. Sicca-Symptomatik), die renale Beteiligung (40% der Patienten), vaskulitische Symptome (Hautveränderungen, Darminfarkte), Pseudolymphome (10%), eine proximal betonte Myositis und die pulmonale Beteiligung (9%) mit lymphplasmazellulären Infiltraten und Fibrosen.

Histologisch fallen fokale plasmazelluläre Lymphozytenorganinfiltrate (bis hin zu low-grade Non-Hodgkin-Lymphomen) und eine Deposition von Immunkomplexen in den betroffenen Geweben auf. Die Patienten zeigen zwei Typen eines immunregulatorischen Defektes, einerseits die bereits angeführte Lymphozyteninfiltration in den betroffenen Geweben (T-Lymphozyten), andererseits aber auch eine B-Lymphozytenaktivierung mit Sekretion von Autoantikörpern, Hypergammaglobulinämie und oligoklonalen Banden in der Eiweißelektrophorese. Eine immunologische Prädisposition spielt offensichtlich eine erhebliche Rolle bei der Ausbildung dieses Krankheitsbildes, bekannt ist die Assoziation mit den HLA-Typen B-8, Drw3 und MT-2. Die Sjögren-Arthritis ist eine häufige Arthritis im Krankengut des Rheumatologen.

Röntgenzeichen

- Weichteilschwellungszeichen wie Schwellung um die Gelenkkapseln *(2a)* und Verlagerung des Skaphoidfettstreifens *(2b)*,
- Polyarthritis mit geringer Gelenkdestruktionstendenz,
- maximal zarte Erosionen an den Metakarpophalangeal- und proximalen Interphalangealgelenken *(1)*.

Wichtige Laborveränderungen und diagnostische Hilfen:

- Die Rheumafaktoren sind in bis zu 50% der Fälle erhöht.
- Ein SS-B- und SS-A-Ak (Antikörper gegen nukleoläre Antigene) werden in 50–60% der Fälle im Serum gefunden. (SS-A-Ak gelten als schlechter prognostischer Faktor).
- Augenärztliches Konsil (trockene Konjunktivitis),
- Lippenbiopsie.

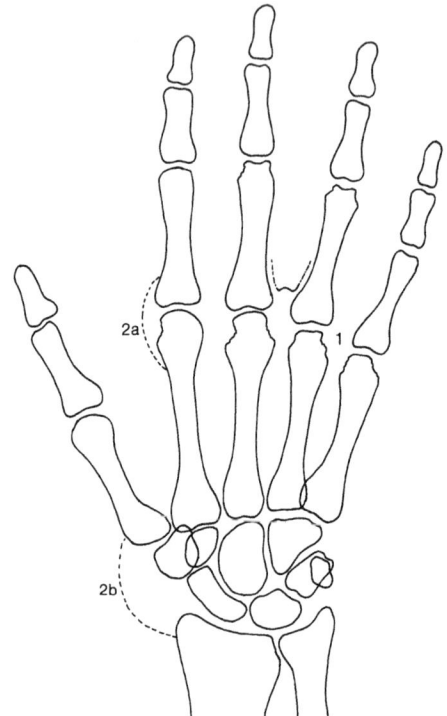

Abb. 10. Sjögren-Syndrom
(Erklärung s. Text)

Differentialdiagnostische Hinweise

Ein morphologisch ähnlicher Verlauf findet sich bei der ebenfalls nur gering destruktiven Polyarthritis bei einem Antikörpermangelsyndrom und der Autoimmunthyreoiditis Hashimoto.

Psoriasisarthropathie, Reiter-Syndrom und andere dermatoseassoziierte Osteoarthropathien, DISH-Syndrom

Unter den hellhäutigen Menschen erkranken 7% an einer Psoriasis; höchstens jeder 10. Psoriatiker entwickelt eine Psoriasisarthropathie. Die Hauterscheinungen gehen der Arthritis in über 90% der Fälle voraus, bei Patienten mit Psoriasisarthropathie ohne Hauterscheinungen ist zumeist eine familiäre Psoriasisdisposition bekannt. Die Gelenkmanifestationen sind initial oft mono- oder oligoartikulär und asymmetrisch angeordnet.

Die Pathogenese der Psoriasisarthropathie ist unbekannt; auffällig ist eine Assoziation zu den HLA-Antigenen B-17, B-38, B-39, Dr7 und im Fall der psoriatischen Spondylarthropathie zu B27 (bei 50–100% der Fälle) (Kelley 1993). Klinisch werden 3 Grundmuster der psoriatischen Arthropathie unterschieden: 1. eine asymmetrische Arthritis bei 47% der Patienten mit Betonung der DIP- und PIP-Gelenke, Morgensteifigkeit, Nageldystrophien, gelegentlichen Augensymptomen (Iritis, Episkleritis) und guter Prognose; 2. bei 25% der Patienten eine symmetrische Arthritis der Hand mit Betonung der DIP-, PIP- und MCP-Gelenke, Morgensteifigkeit, praktisch immer Nageldystrophien (von dieser 2. Gruppe liegt bei 25% ein positiver Rheumafaktor vor; Augensymptome fehlen) und 3. bei 23% der Patienten ein Spondylarthropathie-Typ mit Sakroiliitis mit oder ohne peripherer Gelenkbeteiligung, häufiger Nageldystrophie und nur selten Augensymptomen.

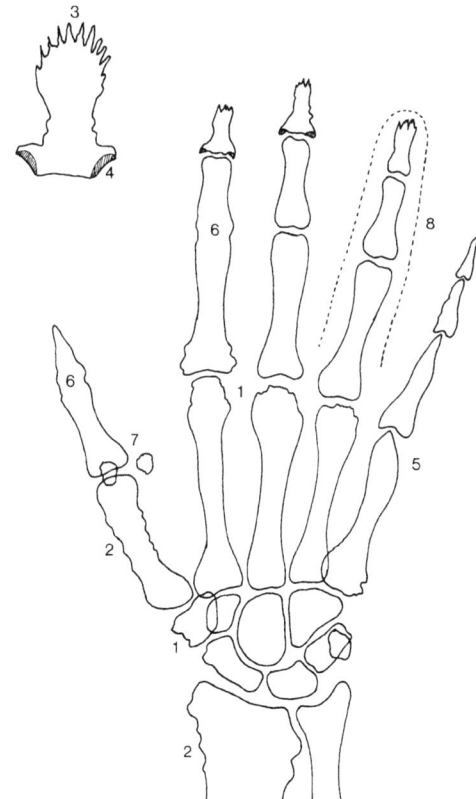

Abb. 11. Psoriasis
(Erklärung s. Text)

Röntgenbefunde

- Charakteristisches Nebeneinander von osteodestruktiven *(1)* und osteoproliferativen Gelenkveränderungen *(2):* Osteodestruktive Gelenkveränderungen sind Erosionen, Gelenkspaltverschmälerungen, z. T. sehr ausgeprägte Mutilationen und Ankylosen. Osteoproliferative Veränderungen sind Knochenanbauten an den Gelenkkapseln, ossifizierende Kapsulitis („Mausohren"; *4;* „Wollkragen"), metadiaphysäre Periostreaktionen, Protuberanzen und kortikale knotige oder lamelläre Knochenverdickungen *(2).* Die Erosionen sind „ausgefranst", „stachelig" und zeigen im Erosionsgrund kleine Knochenproliferationen. Gelegentlich dominieren die proliferativen Skelettveränderungen erheblich über die kaum sichtbaren destruktiven Läsionen.
- Akroosteolysen (Morgensternbild) der akralen Knochenenden *(3),*
- ungeordnete Gelenkfehlstellung *(5)* und Ankylose *(6),*
- klaffender weiter Gelenkspalt durch umfangreiche Knochenresorption, Anspitzung der Knochenenden, „Pencil-in-the-cup-Phänomen" oder Teleskopzeichen (unspezifisch, kommt auch bei r. A. und Sklerodermie vor),
- stachlige Sesambeinproliferation *(7),*
- erhebliche Weichteilschwellung des gesamten Strahls („Wurstfinger", Daktylitis; *8),*
- geringe Ausprägung der gelenkbezogenen Demineralisation.

Deskriptiv unterschieden werden ein transversaler Befallstyp mit Manifestation v. a. an den distalen Interphalangealgelenken von einem Axialtyp mit Befall aller Gelenke eines Strahls (DIP-, PIP-, MCP-Gelenke) sowie ein asymmetrischer Sprungtyp. Aus didaktischen Gründen wird in der Abbildung ein Mischbild gezeichnet.

Weitere diagnostische Hilfen ergeben sich aus einem dermatologischen Konsil zum Psoriasisnachweis. Nicht selten wird der Dermatologe an versteckten Körperstellen wie in der Rima ani oder an Fußnägeln fündig. Eine Familienanamnese ist häufig positiv. Im Labor imponiert die Entzündungskonstellation, in der Röntgenuntersuchung des Skeletts evtl. die Zeichen der Spondylarthropathie am Achsenskelett einschließlich einer Sakroiliitis. Häufig sind analog zur Hand Veränderungen am Fuß radiologisch nachweisbar (das IP-Gelenk I ist geradezu ein Testgelenk). Gelenkmanifestationen außerhalb des Hand- und Fußskeletts sind seltener (unter 10%). Der Fersenschmerz gehört zu den erstrangigen Zeichen der Psoriasisarthropathie.

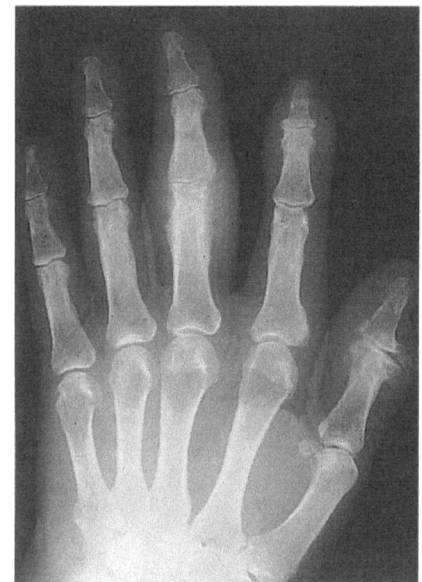

Abb. 12. Charakteristisches Nebeneinander von osteo-destruktiven und osteoproli-ferativen Arthritiselementen sowie Weichteilschwellungs-zeichen bei einer 35jährigen Patientin mit Psoriaris-arthropathie. Krankheits-dauer 2 Jahre

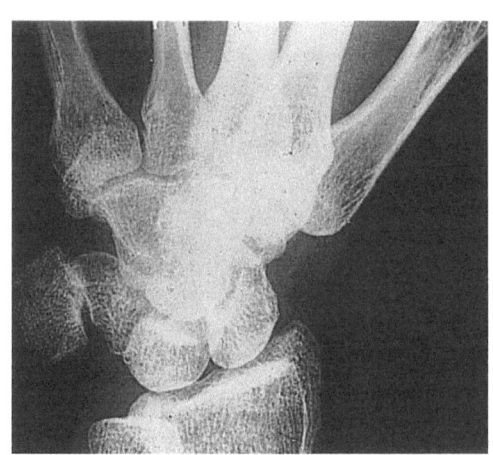

Abb. 13. Das Morgen-sternbild einzelner Kar-palia ist manchmal das erste Röntgenzeichen der Psoriasisarthropathie (Os pisiforme)

Differentialdiagnosen

Ähnliche morphologische Merkmale finden sich beim Reiter-Syn-drom (bestehend aus Urethritis, Konjunktivitis, seronegative Arthri-tis v. a. der unteren Extremität im Anschluß an eine (venerische)

Urethritis oder Durchfallserkrankung). Der „inkomplette Reiter" ist die Kombination aus Arthritis und Urethritis (auch „sexuell akquirierte reaktive Arthritis"). Die ähnlichen radiologischen Befunde des M. Reiter und der Psoriasisarthropathie haben medizinhistorisch nicht wenig zum modernen Konzept der seronegativen peripheren Spondylarthropathien beigetragen (s. S. 23; Kapitel Bechterew-Arthropathie). Die Psoriasisarthropathie wird zusammen mit der Arthropathie des M. Reiter und des M. Behcet (kutaneo-okulo-synoviales Syndrom, außer Weichteilzeichen keine radiologischen Veränderungen) als „arthrokutane Syndrome" zusammengefaßt. Haut, Schleimhäute und Gelenke gehören zu einem zusammenhängenden immunologischen „Schlachtfeld".

Bei 80% der Reiter-Patienten findet sich ein HLA-B-27-positives Histokompatibilitätsantigen. Serologisch kann oft nachträglich eine Infektion mit Chlamydien, Yersinien, Shigellen, Salmonellen, Ureaplasmen, Campylobacter oder anderen gramnegativen Erregern nachgewiesen werden. Das freie Intervall zwischen der Infektion und der reaktiven Arthritis beträgt wenige Wochen. Im Gegensatz zur Psoriasisarthropathie findet sich die Reiter-Arthritis eher bei jüngeren Menschen, meist jungen Männern. Die Reiter-Arhritis verläuft auch weniger destruktiv und progressiv und befällt eher die untere Extremität. Die osteoproliferative Komponente ist weniger stark ausgeprägt, hervorstechend sind periostale diaphysäre Proliferationen (Lamellentyp, kleinknotige Anbauten).

AIDS-Patienten haben eine erhöhte Prävalenz für seronegative Arthritiden, insbesondere für das Reiter-Syndrom.

Osteoproliferative Elemente finden wir auch bei einer anderen Krankheitsfamilie, die wir als dermatose-assoziierte akquirierte Hyperostosesyndrome bezeichnen. Eine einheitliche Nomenklatur hat sich in der Literatur nicht durchsetzen können. Die Patienten erkranken an einer nichtpsoriatischen Pustulose der Handinnenseiten (bzw. Fußsohlen, „palmar-plantare Pustulose"). Keimnachweise gelingen in den sterilen Mikroabszessen der Haut nicht. Als assoziierte Osteopathie entwickeln die Patienten Osteosklerosen und Osteoproliferationen an Achsenskelett und Extremitäten. Die bekannteste und historisch wichtigste Manifestation ist die sternoklavikuläre Hyperostose mit groben plattenartigen Verkalkungen der Ligg. costoclaviculare (Thoraxbild, Tomographie, CT, Phlebographie bei der häufig auftretenden V. subclavia-Thrombose). Zum Krankheitsbild gehören weiterhin Verkalkungen der Wirbelsäulenbänder, produktive Enthesiopathien und periphere Arthritiden.

Am Handskelett fallen die osteoproliferativen Anbauten an den Diametaphysen der Phalangen bzw. lamelläre periostale Reaktionen an den Phalangenschäften und Mittelhandknochen auf. Zarte Arthritiszeichen kommen an den Fingergelenken vor.

Freyschmidt (1993) schlägt als Überbegriff für diese pustulose-assoziierten Osteoarthropathien die Bezeichnung „pustulöse Arthroosteitis vor. Kommt sie in Kombination mit einer Sakroiliitis vor (meist unilateral und HLA-B-27-assoziiert), schlägt Freyschmidt die Subsumierung des Krankheitsbildes unter die Gruppe der seronegativen Spondylarthropathien vor.

Eine weitere Manifestation der pustulösen Osteopathie, insbesondere im Jugendalter auftretend, ist die chronisch rekurrierende multifokale Osteomyelitis. Auch hier gelingt kein Erregernachweis aus den szintigraphisch hoch positiven Skelettläsionen. Bevorzugter Sitz dieser oft symmetrisch auftretenden und histologisch verifizierbaren Osteomyelitis ist ebenfalls die Sternoklavikularregion, zudem aber auch die Metaphysen der langen Röhrenknochen. Das Ansprechen auf eine Steroidtherapie weist ätiologisch auf einen Autoimmunprozeß hin. Radiomorphologisch sind diese Osteomyelitisherde von einer üblichen Osteomyelitis (s. S. 41) nicht zu unterscheiden.

Möglicherweise zählt auch die Osteoarthropathie im Rahmen der Acne conglobata und Acne fulminans zu diesen dermatose-assoziierten Skeletterkrankungen. Hier finden wir ein osteoproliferatives Element in Form von lamellären Periostreaktionen an den Diametaphysen der Röhrenknochen (Phalangen) sowie schmerzhafte asymmetrische Polyarthralgien ohne radiologisch faßbare Arthritisdirektzeichen.

Bei der diffusen idiopathischen Skeletthyperostose (DISH-Syndrom) ist neben der klassischen Form mit Befall der Wirbelsäule auch ein besonderer manueller Mitbefall möglich. Der klassische Wirbelsäulenbefall wird nach Forestier benannt. Diese häufig mit einem Diabetes mellitus assoziierte hyperostotische Spondylosis deformans zeigt sich in den Wirbelsäulenaufnahmen mit zuckergußartigen Knochenanlagerungen an der Wirbelkörpervorderfläche, breit ausladenden spangenbildenden Spondylophyten und ligamentären Ossifikationen der (Wirbelsäulen-)Bänder.

Am Handskelett findet man grobe, plumpe Verbreiterungen der Sehnenansätze und Bandursprünge an den Grund- und Mittelphalangen, verknöcherte Gelenkkapseln, Hyperostosen, subchondrale Sklerosen und vergröberte Endphalangen. Patienten mit einem primären extravertebralen DISH-Syndrom können verhältnismäßig wenige Wirbelsäulenveränderungen aufweisen. Die Patienten erkranken im Erwachsenenalter, HLA-B-27 ist nicht häufiger positiv als in der Normalbevölkerung.

Querverweise: Pyoderma gangraenosom s. S. 9, Kapitel Rheumatoide Arthritis, Fluorose s. toxische Osteopathien (S. 110).

Enteropathische Arthritis

Etwa 10–20% der Patienten mit einer entzündlichen Darmerkrankung zeigen Symptome der peripheren Arthritis. Assoziationen bestehen zum M. Crohn und zur Colitis ulcerosa, insbesondere werden solche Arthritiden bei einer Kolonbeteiligung oder bei Patienten mit Komplikationen der chronisch entzündlichen Darmerkrankung (z. B. Fisteln, Abszeß) manifest. Die Schwere der Arthritis korreliert mit der Heftigkeit und dem Nachlassen des entzündlichen Schubs der Grunderkrankung, die Destruktionstendenz dieser Arthritiden ist eher gering.

Der seltene M. Whipple zeigt bei bis zu 90% der Patienten eine periphere Arthritis, welche jedoch meist nur wenige Tage anhält und nur eine geringe Destruktionstendenz beim chronischen Verlauf aufweist. Eine interessante Arthritisgenese kennt man von der intestinalen Bypass-Arthritis. Sie tritt bei etwa 20% der Patienten nach einer chirurgischen intestinalen Bypass-Operation, meist einer Jejunocolostomie, auf. Bei chronischen Verläufen sind Erosionen in allen Fingergelenken beschrieben worden, in der Synovialflüssigkeit findet man Immunkomplexe, bestehend aus bakteriellen Antigenen und IgA-Antikörpern. Die bakteriellen Antigene werden in den ausgeschalteten Darmschlingen massenweise resorbiert und in Immunkomplexen gebunden in der Synovialis deponiert, wo sie schließlich eine Arthritis auslösen können.

Seltener sind reaktive Arthritiden ca. 2–3 Wochen nach einer Shigellen-, Yersinien- oder Salmonelleninfektion („Reiter like syndrom"). Mit Ausnahme der Patienten mit ausschließlicher peripherer Gelenkbeteiligung ist bei allen enteropathischen Spondylarthropathien eine positive Assoziation mit dem Histokompatibilitätsantigen HLA-B-27 bekannt.

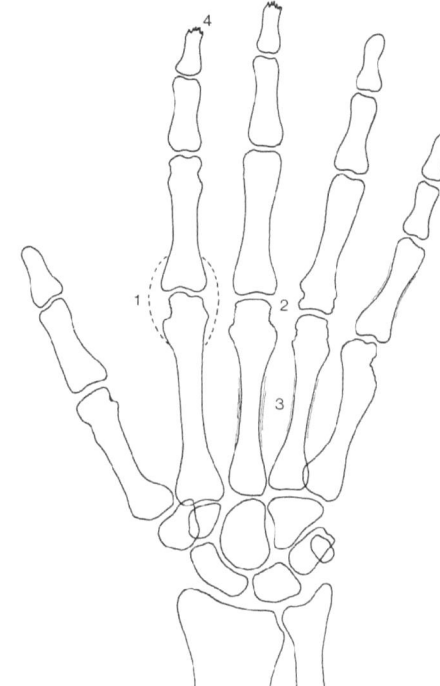

Abb. 14. Enteropathische
Arthritis (Erklärung s. Text)

Röntgenzeichen

- Weichteilschwellungen *(1)*,
- Erosionen nur bei rezidivierenden oder chronischen Arthritiden *(2)*,
- nicht selten ausgeprägte lamelläre Periostreaktionen *(3)*,
- gelegentlich Akroosteolysen *(4)*,
- diffuse Osteoporose (Malabsorption, Kortisontherapie).

Extremitätenarthritis der Spondylitis ankylosans Bechterew

Die ankylosierende Spondylarthritis Bechterew-Marie-Strümpell entsteht auf dem Boden einer genetischen Disposition; bei etwa 95% der Patienten ist das HLA-B-27-Antigen nachweisbar, der Auslöser und Triggermechanismus des chronisch entzündlichen Prozesses ist jedoch unbekannt. Bestimmte überlappende immunologische Befunde mit der reaktiven Arthritis und entzündlichen Darmerkrankungen suggerieren allerdings eine gewisse Bedeutung von bakteriellen Kreuzantigenen mit dem HLA-B-27. Männer sind 3mal häufiger betroffen als Frauen, der Erkrankungsbeginn liegt meist in der 2. und 3. Lebensdekade. Das häufigste Initialsymptom der Erkrankung ist der frühmorgendliche, tiefe Rückenschmerz mit morgendlicher Steifigkeit, die sich durch Bewegung innerhalb von Stunden bessert.

Der M. Bechterew ist der Prototyp einer Reihe von seronegativen (also rheumafaktor-negativen), HLA-B-27-assoziierten, chronisch entzündlichen Erkrankungen der Gelenke und des Achsenskelettes. Zu dieser Gruppe zählen auch die reaktive Arthritis und der M. Reiter, die Arthritis psoriatica mit Sakroiliitis, enteropathische Arthritiden bei M. Crohn, Colitis ulcerosa und M. Whipple. Die gemeinsame genetische Basis (HLA-B-27, seltener Bw-62, B-7-CREG, Bw-16, B-13) erklärt die familiären Häufungen dieser Krankheitsbilder. Innerhalb einer Familie können verschiedene Krankheitsbilder dieser Krankheitsgruppe vorkommen, bei einem Patient kann darüber hinaus ein solches Krankheitsbild in einen anderen Vertreter dieser Krankheitsgruppe übergehen. Das wahrscheinlich gemeinsame pathophysiologische Prinzip ist eine im chromosomalen B-Locus festgelegte immunologische Fehlantwort auf bakterielle Infekte.

Eine periphere Gelenkbeteiligung bei einem M. Bechterew ist häufig (30% der Patienten), die periphere Mono-oder Oligoarthritis manifestiert sich gelegentlich noch vor der charakteristischen Sacroiliitis bzw. Spondylitis.

Röntgenbefunde

- Asymmetrische Oligo- oder Monoarthritis einzelner Fingergelenke *(1)*,
- hervorstechende metadiaphysäre periostale Reaktionen sind charakteristisch, aber nur bei einem Teil der Patienten nachweisbar *(2)*,
- Arthritis der Karpalgelenke *(3)*.

Weiterführende Diagnostik

- Sorgfältige klinische Untersuchung (mit Schober- und Mennell-Test),

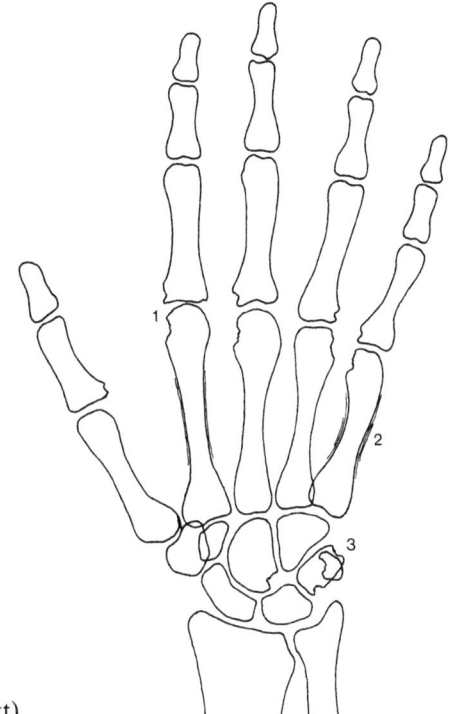

Abb. 15. Spondylitis ankylosans
M. Bechterew (Erklärung s. Text)

- HLA-Typisierung (95% haben das HLA-B-27, hingegen nur 8%
  der Normalbevölkerung), IgA-Spiegel erhöht,
- Familienanamnese,
- Sacroiliitisnachweis (klinisch, Szintigraphie, Röntgen, CT,
  NMR),
- Spondylitis ankylosans (klinisch, Röntgen der BWS und LWS:
  Syndesmophytennachweis),
- Enthesiopathien (Entzündungen der Sehnenansätze),
- Iritis, Iridozyklitis (20% der Patienten),
- Aortenklappeninsuffizienz als nicht seltene Komplikation kli-
  nisch und echokardiographisch ausschließen.

Bei jugendlichen Patienten kann die Symptomatik durch Allgemeinzeichen wie Fieber, Gewichtsverlust und Nachtschweiß ver-
schleiert werden und zur fälschlichen Diagnose einer konsumieren-
den Erkrankung führen.

Lupus erythematodes disseminatus (LED), Kryoglobulinämie, Ehlers-Danlos-Syndrom

Eine weitere Systemerkrankung mit Ausprägung einer Osteoarthritis ist der LED. Diese Kollagenose unklarer Ätiologie ist durch eine Zellschädigung infolge einer Autoantikörperproduktion, einer Immunkomplexdeposition und einer (Peri-)Vaskulitis der kleinen Arterien in der Haut, in inneren Organen, im ZNS und Bindegewebe charakterisiert. Histologisch kennzeichnend sind Ablagerungen von Immunkomplexen, die aus DNA-Bruchstücken, DNA-Antikörpern, Komplement und Fibrin bestehen. Aus immunologischer Sicht sind neben den Autoantikörperprofilen (s. S. 111) neuere Untersuchungen aufschlußreich, die insbesondere eine Hyperaktivität der B-Lymphozyten und eine abnormale Immunregulation im T-Lymphozyten-Zellsystem nahelegen. Zudem werden Immunkomplexe langsamer als normal aus dem Organismus eliminiert.

Die klinischen Manifestationen sind durch die vorliegenden Autoantikörpersubpopulationen, die Verteilung der deponierten Immunkomplexe und der Fähigkeit des Patienten, diese immunologischen Fehlregulationen korrigieren zu können, determiniert. Die Erkrankung betrifft überwiegend jüngere Frauen, eine Assoziation mit den HLA-Antigenen Dr2 und Dr3 ist erwiesen.

Die Polyarthritis im Rahmen des LED ist eine häufige Erscheinung (80–90% der Patienten), verursacht jedoch nur selten erosive Gelenkveränderungen. Klinisch fallen symmetrisch geschwollene Gelenke (meist PIP- und MCP-Gelenke) mit Tendosynovitiden auf.

Röntgenzeichen

In abnehmender Häufigkeit werden folgende Röntgenzeichen an der Hand aufgefunden:

- gelenknahe Entkalkung,
- periartikuläre Weichteilschwellung *(1)*,
- ausgeprägte Gelenkfehlstellung ohne erosive Gelenkveränderungen (besonders ulnare Deviationen der MCP-Gelenke; *2*),
- Weichteilverkalkungen *(3)*,
- Akroosteolysen *(4)*,
- ischämische epiphysäre Knochennekrosen und kleine subchondrale rundliche Osteolysen (= resorbierte vaskulitisch-ischämische Knochennekrosen) vor allem an den Metakarpalköpfchen und Os lunatum *(5)*,

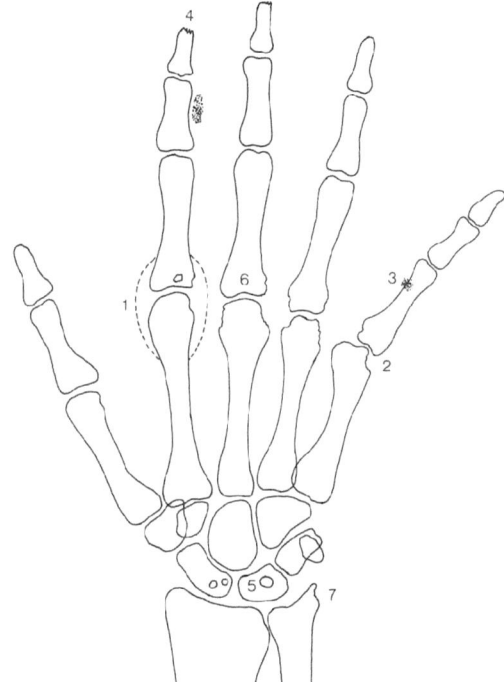

Abb. 16. Lupus erythematodes disseminatus
(Erklärung s. Text)

- zarte artikuläre Erosionen und Gelenkspaltverschmälerungen *(6)*.
- Bekannt ist die Neigung zu spontanen Osteonekrosen des Scaphoid. Wiederholt haben wir Erosionen des Processus styloideus
  beobachten können *(7)*.

Weiterführende Diagnostik

- Autoantikörper (ANA in 95% positiv, Anti-Doppelstrang-DNS-
  Ak in 50% der Fälle, Anti-SM in 30% positiv, aRNP in 40%
  positiv, SSA in 30 % positiv), Antikörper gegen U1-RNP korrelie-
  ren mit der destruktiven Osteoarthritis. Antikörper gegen Cardioli-
  pin korrelieren mit einer venösen und arteriellen Thromboseneigung.
- LE-Zellphänomen,
- Nieren-, kardiopulmonale, ZNS-Beteiligung,
- Hautbefunde,

– Vorliegen von mindestens 4 der insgesamt 11 SLE-Kriterien der Amerikanischen Rheumagesellschaft ARA (z. B. Schmetterlingsgesichtserythem, Serositis, Nierenbeteiligung, hämatologische und immunologische Befunde, Polyarthritis). Eine wichtige Differentialdiagnose ist der medikamentös induzierte Lupus, hier zusätzlich häufiger Nachweis von Anti-Histon-Antikörpern und HLA-Dr4.

Auch beim Ehlers-Danlos-Syndrom (autosomal dominant vererbte Kollagensynthesestörung mit gummiartiger Überdehnbarkeit von Haut und Gelenken) gibt es schwere Gelenkfehlstellungen und Weichteilverkalkungen ohne wesentliche Erosionen.

Eine weitere Erkrankung mit nicht erosiv veränderten fehlgestellten Gelenken ist das akute rheumatische Fieber. Diese streptokokkenallergische entzündliche Systemerkrankung nach betahämolysierenden Streptokokken-A-Infekten und infektinduzierter Autoimmunreaktion gegen kreuzreaktive sarkolemmale Antigene zeigt eine typische Klinik mit Fieber, springenden Polyarthritiden und einem Erythema nodosum. Im Labor sind der hohe Antistreptolysintiter, die beschleunigte BSG und andere Akutinfektzeichen auffällig. Röntgenzeichen sind Gelenkfehlstellungen ohne Gelenkerosionen, periartikuläre Weichteilschwellungen und Gelenkergüsse.

Eine Polyarthritis mit subchondralen kleinen zystoiden Läsionen infolge resorbierter Knocheninfarkte finden wir auch bei der essentiellen Kryoglobulinämie. Es werden 3 Typen von Kryoglobulinen differenziert (Typ I: monoklonales IgM, Typ II: monoklonales IgM mit Rheumafaktoraktivität, Typ III: monoklonales IgM mit Rheumafaktoraktivität und polyklonalem IgG). Eine Assoziation der Entstehung von Kryoglobulinen mit Hepatitis-B- und -C-Virus sowie Mykoplasmeninfektionen wird diskutiert. Weiterhin kommen Kälteagglutinine im Gefolge von Non-Hodgkin-Lymphomen vor. Die primäre angeborene Kälteagglutinkrankheit (Titer über 1:1000) ist selten. Hochtitrige monoklonale Kryoglobuline (Titer weit über 1:32) agglutinieren bereits beim intravasalen Absinken der Temperatur unter 25 °C. Die Patienten berichten bei Kälteexposition der Akren über Schmerzen und Akrozyanose, es können hämolytische Krisen infolge Autoantikörper gegen Erythrozyten auftreten.

Panarteriitis nodosa, M. Wegener, Purpura-Schoenlein-Henoch, Arteriitis temporalis Horton

Die PAN ist eine systemische nekrotisierende Vaskulitis der mittleren und kleinen Gefäße und verursacht eine vielgestaltige Organsymptomatik sowie im Verlauf bei jedem zweiten Patienten eine Polyarthritis ohne wesentliche Gelenkdestruktion. Histologisch ist die Erkrankung durch umschriebene perlschnurartig angeordnete fibrinoide nekrotisierende Verquellungen aller arteriellen Wandschichten und dadurch verursachte Lumeneinengungen gekennzeichnet. Im Akutstadium der Erkrankung können dichte Wandinfiltrate mit polymorphkernigen Neutrophilen in allen Wandschichten der Gefäßwandung aufgefunden werden. Die Läsionen sind segmental angeordnet und bevorzugen die arteriellen Gefäßbifurkationen. Angiographisch findet man multiple Stenosen und kleine Aneurysmata in den Gefäßen der inneren Organe und Muskulatur, besonders in den Nieren- und Viszeralarterien. Das typische Erkrankungsalter ist im 5. Lebensjahrzehnt, Männer erkranken doppelt so häufig wie Frauen.

Röntgenzeichen

- Schmerzhafte Periostreaktionen vom lamellären Typ an den Handröhrenknochen *(1)*,
- asymmetrische Arthritis mit Weichteilschwellung und Grenzlamellenschwund, unspezifischer gelenknaher Demineralisation und selten zarten Erosionen *(2)*.

Weitere diagnostische Hilfen

- Entzündungslaborzeichen, Leukozytose, Hypergammaglobulinämie,
- Hepatitis-HB-S-Antigen bei 30% der Fälle positiv,
- Nachweis antineutrophiler zytoplasmatischer Antikörper mit perinukleärem Fluoreszenzmuster (pANCA) in 30% der Fälle,
- spezifische Organsymptome in Abhängigkeit von der Ausbreitung der Vaskulitis (renale Hypertonie, Niereninsuffizienz, Abdominalschmerzen und Nausea, Dünndarminfarkt, Pankreasinfarkt etc.). Die Erkrankung kann mit Ausnahme der Lungenarterien jedes Organsystem befallen. Die Diagnose kann bioptisch oder mit ausreichender Sicherheit bei eindeutigem Befallsmuster auch angiographisch gestellt werden.

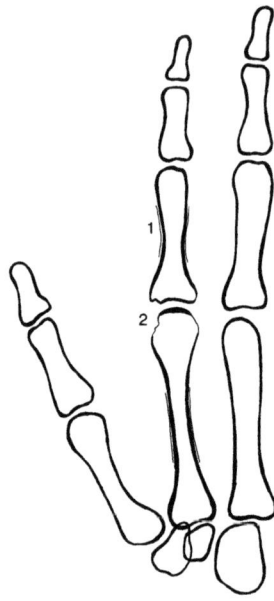

Abb. 17. Panarteriitis nodosa
(Erklärung s. Text)

Weitere Vaskulitiden mit sehr zarten Arthritiszeichen an den kleinen
Gelenken der Hand finden wir beim **M. Wegener** (Vaskulitis mit
ulzerierenden Granulomen in den oberen Atemwegen und im Lungenparenchym; zudem vaskulitische Nierenbeteiligung und gelegentlich eine disseminierte Vaskulitis der kleinen Arterien und Venen;
Nachweis der antizytoplasmatischen Antikörper ANCA vom zentralen Fluoreszenzmuster cANCA). Eine weitere Differentialdiagnose
ist die **Purpura Schoenlein-Henoch** (Purpura, Arthralgien, Nierenbeteiligung, gastrointestinale Blutungen im Anschluß an banale Infekte,
besonders bei Kindern) sowie die **Riesenzellenarteriitis Horton** (Rie-
senzellarteriitis im Versorgungsgebiet der A. carotis, Assoziation zur
Polymyalgia rheumatica in 50% der Fälle). Schließlich gibt es ein
Polyangiitis-Überlappungs-(Overlap-)Syndrom (Mischbild aus einer
Panarteriitis nodosa und anderen Vaskulitiden, hier findet man oft
auch einen venösen Gefäßbefall sowie eine Pulmonalarterienbeteili-
gung). Im Regelfall verlangt die definitive Diagnose einer Vaskulitis
eine histologische Bestätigung. Nur die wenigsten Vaskulitiden haben
pathognomonische Laborbefunde.

Übersicht Vaskulitiden (modifizierte Fauci-Klassifizierung)

1. Panarteriitis nodosa Gruppe (nekrotisierende Vaskulitiden)

- klassische Panarteriitis nodosa,
- Mikroform der Panarteriitis nodosa (im wesentlichen nur Nierenbefall, Glomerulonephritis),
- allergische Churg-Strauss-Granulomatose (Angiitis v. a. der Lungengefäße und extravaskuläre Granulome, Allergieanamnese),
- Polyangiitis Overlap-Syndrom;

2. Wegener-Granulomatose;

3. Lymphomatoide Liebow-Granulomatose (Parenchymdestruktion von Lunge, Nieren und Haut, histologisch der Wegener Granulomatose ähnlich, befällt jedoch nicht die oberen Atemwege);

4. Hypersensitivitätsvaskulitis

- Purpura Schoenlein-Henoch,
- essentielle Kryoglobulinämie (s. S. 28);

5. Riesenzellarteriitiden (inflammatorische mononukleäre Zellinfiltrate aller Wandschichten)

- Arteriitis temporalis Horton mit Polymyalgia,
- Takayasu-Arteriitis;

6. Thrombangiitis obliterans Winiwarter-Buerger.

Progressive systemische Sklerodermie, CREST-Syndrom

Es handelt sich um eine Systemerkrankung des Bindegewebes unklarer Ätiologie mit Kollagenanhäufung und Fibrose von Haut und inneren Organen (übermäßige Kollagenproduktion der Fibroblasten) und obliterierender intimaproliferativer Angiopathie. Die vermehrte Kollagenproduktion ist wahrscheinlich Resultat einer aberranten Regulation des Fibroblastenwachstums mit erhöhter Biosyntheserate an Kollagen. Eine Reihe von immunologischen Auffälligkeiten sind bei den Patienten bekannt; so finden sich in 95% der Fälle antinukleäre Antikörper im Patientenserum. Die T4-Helferzellaktivität ist vermehrt, die T8-Suppressorzellaktivität hingegen vermindert. Lymphozyten und Monozyten infiltrieren die erkrankten Gewebe und führen über eine zellvermittelte Immunität zur Stimulation der fibroblastischen Kollagensynthese. Bevorzugt betroffen sind Frauen

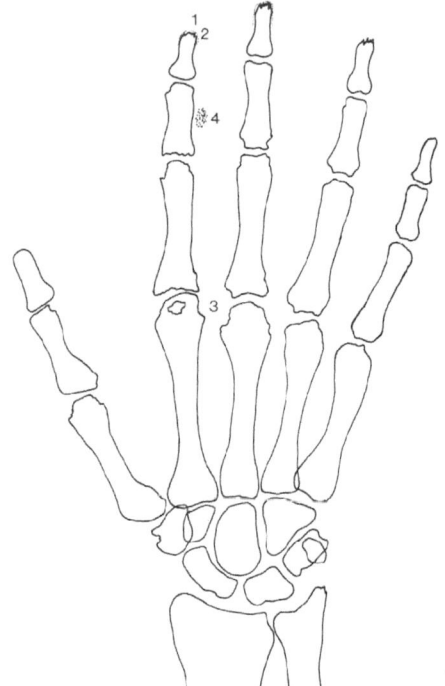

Abb. 18. Sklerodermie
(Erklärung s. Text)

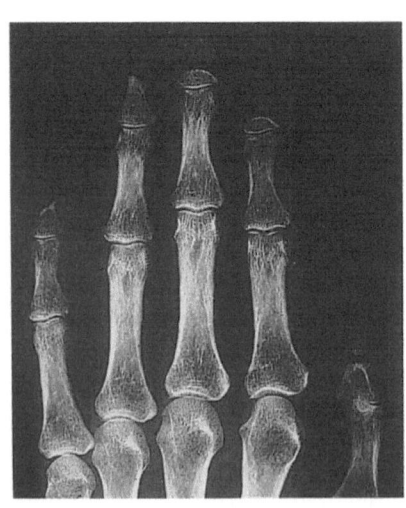

Abb. 19. Detailaufnahme einer
Sklerodermiehand. Hervorste-
chendes Röntgensymptom sind
die Rattenbißnekrosen der Endphalangen

im 3.–5. Lebensjahrzehnt, eine juvenile Sklerodermie ist äußerst ungewöhnlich. Familiäre Häufungen dieser Erkrankung lassen an eine hereditäre Disposition denken. Kohle- und Goldminenarbeiter sowie PVC-exponierte Arbeiter tragen ein erhöhtes Inzidenzrisiko für Sklerodermie (bzw. für ein sklerodermieähnliches Krankheitsbild?). Die Graft-versus-host-Erkrankung nach Knochenmarktransplantation kann sklerodermieähnliche Haut- und Gefäßveränderungen verursachen.

Typische Röntgenveränderungen

- Weichteilatrophie (Sklerodaktylie): der Haut- und Weichteilmantel der Haut wird zu eng („Zuckerhutfinger"; *1*) und zwingt die Gelenke in eine Fehlstellung (Krallenhand);
- Osteolyse an den Fingerspitzen und Processus styloideus ulnae („Rattenbisse"; *2*);
- Arthritiszeichen aller Hand- und Fingergelenke kommen vor *(3)*;
- diffuse (oder gelenknahe) Handskelettentkalkung;
- Weichteilverkalkungen *(4)*;
- feinste zahlreiche Osteolysen im Handwurzelbereich (punktförmige Nekrosen).

Das Vorkommen von Weichteilverkalkungen bei der Sklerodermie wird Thibierge-Weissenbach-Syndrom genannt. Das CREST-Syndrom umfaßt die „*C*alcinosis", das *R*aynaud-Phänomen, die „*e*sophageal dysfunction", die *S*klerodaktylie und die *T*eleangiekstasie und wird heute als limitierte Verlaufsform der Sklerodermie von der systemischen Sklerodermie abgegrenzt.

Weitere diagnostische Hinweise

- charakteristische Hautveränderungen, v.a. mit symmetrischer Hautverdickung und -verhärtung an den Extremitäten, Stamm und Gesicht,
- Sklerosierung des Zungenbändchens, Tabaksbeutelmund,
- Raynaud-Symptomatik;
- bei Ösophagusbeteiligung ist diagnostisch eine Kontrastmitteldarstellung hilfreich (Zeichen des peristaltikgeminderten, weit klaffenden Ösophagus).
- Lungenfibrose und pulmonale Hypertonie;
- Ösophagus-, Nieren-, Darm-, Herzbeteiligung.

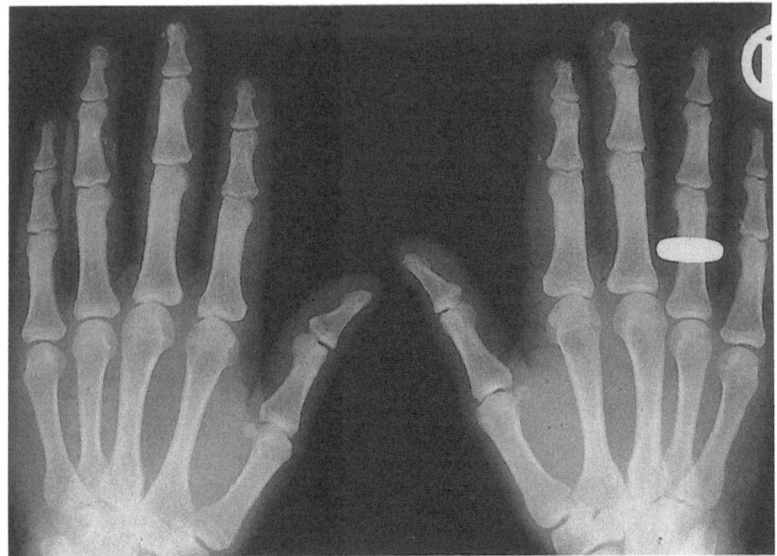

Abb. 20. CREST-Syndrom. Neben den Zeichen der Sklerodermie auffallende Weichteilverkalkungen, z. B. neben PIP II re. und neben der Endphalanx DIII re

Laborveränderungen

- Hypergammaglobulinämie mit vornehmlicher IgG-Erhöhung,
- Autoantikörper (Anti-Scl-70 bei 30–40% der Fälle erhöht, ANA bei 95% erhöht; bei der limitierten Verlaufsform Nachweis der Anticentromerantikörper ACA in 20%),
- HLA-Dr5-Assoziation (CREST-Syndrom: HLA-Dr1, 4, 8),
- Kapillarmikroskopie.

Dermatomyositis und Polymyositis

Diese entzündliche Systemerkrankung der Muskulatur und Haut mit lymphozytärer und insbesonders perivaskulärer T-Lymphozyten-Infiltration wird in 5 Untergruppen eingeteilt:

I   primäre idiopathische Polymyositis,
II   primäre idiopathische Dermatomyositis,
III   Dermatomyositis oder Polymyositis in Assoziation mit einem malignen Tumor,

IV   Dermatomyositis oder Polymyositis, mit Krankheitsbeginn im Kindesalter und ausgeprägter Vaskulitis,
V   Dermatomyositis oder Polymyositis in Kombination mit einer Kollagenose.

Lediglich 14–16% der Patienten fallen in die Gruppe III (insbesondere Ältere), etwa 1/3 läßt sich der Gruppe V zuordnen. Frauen erkranken doppelt so häufig wie Männer. Die Ursache der Erkrankung ist unbekannt. Diskutiert wird eine Autoimmunerkrankung oder eine Virusinfektion der Skelettmuskulatur; für beide Modelle gibt es recht starke experimentelle und pathoimmunologische Hinweise.

Röntgenzeichen

- Arthritiszeichen aller Handgelenke kommen vor (Polyarthritis; *1*).
- Meist wird nur das Stadium der arthritischen Weichteilzeichen erreicht, bei langandauerndem Verlauf enstehen aber auch selten echte Erosionen und Gelenkdestruktionen.

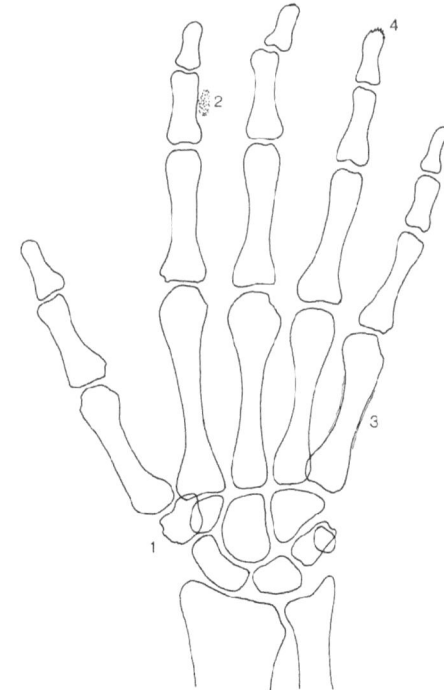

Abb. 21. Dermatomyositis (Erklärung s. Text)

- Subluxationen in (nicht erosiv veränderten) DIP-Gelenken (insbesondere auch das IP-Gelenk des Daumens),
- subkutane krümelige Weichteilverkalkungen *(2)*,
- diffuse oder seltener gelenknahe Osteoporose,
- selten Periostreaktionen *(3)*,
- selten Akroosteolysen *(4)*.
- Bei der juvenilen Form (Gruppe IV) werden Skelettwachstumsstörungen und Muskelkontrakturen beobachtet.

Weitere diagnostische Hinweise

- Myositis der proximalen Extremitätenmuskeln mit Muskelschwäche, Muskelschmerzen, evtl. Fieber,
- Hautveränderungen bei der Dermatomyositis (Erythema, makulopapulöse Eruptionen, lilafarbene Hautausschläge der Augenlider und Wangen, der Hände und Fingerknöchel),
- Raynaud-Symptomatik,
- Ösophagus-, Myokard-Beteiligung, Lungenfibrose,
- bei 14–16% der Patienten ist die Erkrankung ein paraneoplastisches Phänomen;
- Labor mit Erhöhung von CK, LDH, Autoantikörpern anti-Jol, anti-PM1, ANA,
- Muskelbiopsie, EMG,
- MRT der befallenen Muskelabschnitte (Signalerhöhung in den T2-gewichteten Spinechosequenzen, normales Erscheinungsbild in den T1-gewichteten Sequenzen).

Eine besondere Verlaufsform ist die eosinophile Fasziitis (Shulman-Syndrom) mit schmerzhafter Schwellung der Extremitätenhaut, baldigen schmerzhaften Bewegungseinschränkungen und Kontrakturen. Histologisch ist die Haut, weniger die Muskulatur und die Faszien, mit Eosinophilen und mononukleären Zellen infiltriert. Im Blutbild findet sich zumeist eine Hypereosinophilie. Radiologisch fanden wir bei unseren beiden Patienten eine symmetrische Polyarthritis mit arthritischen Weichteilzeichen, später zeigten sich zarte Erosionen an den kleinen Handgelenken.

Mischkollagenose und Sharp-Syndrom

Eine Mischkollagenose ist ein Überlappungssyndrom aus einem systemischen Lupus erythematodes, einer progressiven Sklerodermie, einer Polymyositis und einer rheumatoiden Arthritis. Beim Nachweis des anti-RNP-Antikörpers wird das Syndrom als Sharp-Syndrom bezeichnet. Ein Nierenbefall ist sehr viel seltener als bei den anderen angeführten Kollagenosen, was dem Sharp-Syndrom ursprünglich den Ruf einer benignen Kollagenose eingebracht hat. Prognosebestimmend ist meist der pulmonale Befall mit nachfolgender pulmonaler Hypertonie. Viele beginnenden Kollagenosen entwickeln sich über viele Monate, in dieser Zeit sind die klinischen und radiologischen Symptome oft noch sehr unspezifisch und uncharakteristisch und dürfen keineswegs mit einer Mischkollagenose verwechselt werden.

Röntgenzeichen

- Arthritisweichteilzeichen, Kollateralphänomene und Arthritisdirektzeichen, das Befallsmuster ähnelt oft der rheumatoiden Arthritis *(1)*;
- Fehlstellungen auch an Gelenken, die keine erosiven Veränderungen zeigen *(2)*;
- Weichteilverkalkungen *(3)*,
- Akroosteolysen (Rattenbißfinger; *4*).

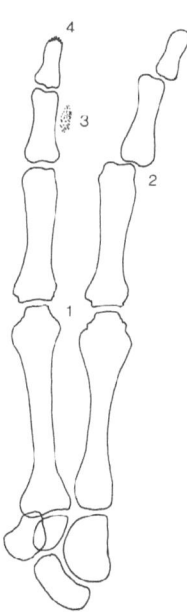

Abb. 22. Mischkollagenose (Erklärung s. Text)

Primäre biliäre Leberzirrhose

Das zirrhotische Stadium dieser chronischen, nichteitrigen destruierenden Cholangitis ist für 1% aller Leberzirrhosefälle verantwortlich. Etwa 90% der Patienten sind Frauen über 40 Jahre. Im Labor finden sich bei dieser Autoimmunerkrankung antimitochondrale Antikörper (AMA) in über 95% der Fälle (insbesondere der Ak-Subtyp anti-M2). Zudem sind Zeichen der Cholestase und Antikörper gegen Gallengangsepithel regelhaft vorhanden.

Röntgenzeichen

Das Röntgenbild der Hand zeigt eine Arthritis mit Weichteilzeichen, marginalen Erosionen und Gelenkspaltverschmälerungen in den distalen und proximalen Interphalangealgelenken, oft in asymmetrischer Verteilung. Wegen der Malabsorption (verringerte Gallensäureausscheidung) des fettlöslichen Vitamin D und der Störung des Vitamin-D-Stoffwechsels in der zirrhotischen Leber finden sich in fortgeschrittenen Stadien Zeichen der Osteomalazie und des sekundären Hyperparathyreoidismus. Eine gehäufte Assoziation mit anderen Autoimmunerkrankungen wie Sjögren-Syndrom und rheumatoide Arthritis ist bekannt.

Osteologie

Skelettsarkoidose (M. Jüngling)

Die Sarkoidose (M. Boeck) kann als granulomatöse Systemerkrankung alle mesenchymalen Gewebe befallen und ist histologisch durch nichtverkäsende epitheloidzellige Granulome mit Langerhans-Riesenzellen charakterisiert. Neben der häufigen Lungenbeteiligung (> 90%), Augen- und Hautsymptomatik ist die Parotisschwellung (Heerfordt-Syndrom) und die Knochenbeteiligung (M. Jüngling) eine seltenere Krankheitsmanifestation. Die Angaben über die Inzidenz der Skelettmanifestation schwanken zwischen 5% und 25%. Schwarzhäutige Patienten sollen eine höhere Inzidenz für einen M. Jüngling haben. Die Epitheloidzellgranulome können diffus im Knochenmark auftreten, ohne an benachbarten Knochentrabekeln Veränderungen zu bewirken. Kommt es jedoch zur Interaktion zwischen Granulomen und Knochen, kann eine Osteolyse oder eine reaktive Sklerose auftreten.

Zusatzdiagnostik

- Thoraxübersichtsbild,
- Labor: IgG erhöht, Hyperkalzämie, ACE-Erhöhung (70%),
- transbronchiale Biopsie oder Leberbiopsie erbringt in 95% bzw. 75% eine zur Sarkoidose passende Histologie (allerdings sind die nichtverkäsenden Granulome nicht spezifisch).

Röntgensymptome der Handskelettsarkoidose

- Weichteilschwellungen, meist Strahlbefall mit „Wurstfinger" *(1)* als Ausdruck der charakteristischen Sarkoidose-Daktylitis;
- zystische und scharf berandete Osteolysen („Ostitis multiplex cystica"; 2), kreisrund oder oval mit schmaler oder ohne Randsklerose, vorwiegend epimetaphysär gelegen. Die Osteolysen können zu größeren Defekten konfluieren.
- Grobtrabekulärer Spongiosaumbau mit Netz- oder Wabenstruktur *(3)*, initial besonders epimetaphysär anzutreffen;
- randständige Konturdefekte *(4)* und Akroosteolysen *(5)*;

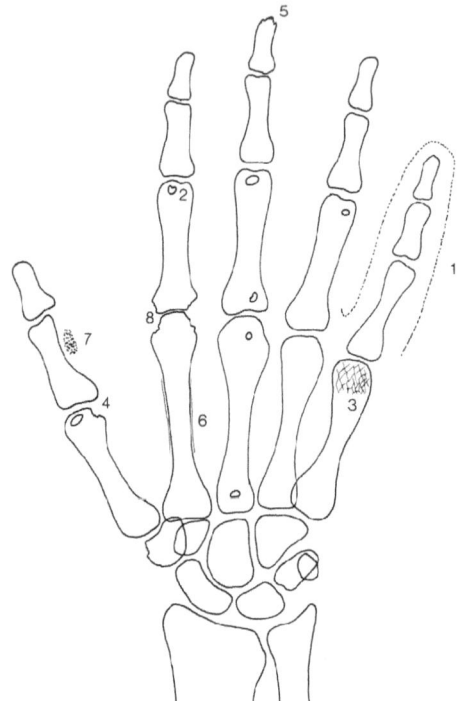

Abb. 23. Sarkoidose
(Erklärung s. Text)

- Periostreaktionen *(6)*, Weichteilverkalkungen *(7)*;
- Arthritiszeichen an den MCP- und PIP-Gelenken *(8)*;
- Skleroseareale in den terminalen Phalangen;
- mutilierende Spätform mit groben Zerstörungen, schwerpunktmä-
  ßig der distalen Phalangen;
- diaphysärer Befall ist bei Kindern häufiger (die diaphysäre Markhöhle der Kinder ist durch eine grobmaschige Spongiosa aufgefüllt,
  welche der Ausbreitung der Granulome weniger Widerstand
  entgegenbringt).

Abzugrenzen ist die akute Sarkoidose (Löfgren-Syndrom) mit der
Trias Erythema nodosum, bihiläre Lymphadenopathie und (Sprung-
gelenks-)Arthritis. Springt eine Löfgren-Arthritis selten einmal auf
die Handwurzel, noch seltener auf die kleinen Fingergelenke über, so
hinterläßt sie keine knöchernen Veränderungen.
    Differentialdiagnostisch ist neben der zystischen Form der Skelett-
Tuberkulose (s. S. 41) auch an eine Osteopathie bei akuter Pankreati-

tis zu denken. Die intramedullären Fettnekrosen führen ebenfalls zu multiplen Osteolyseherden in den Hand-, Fuß-, und langen Röhrenknochen, zu Periostreaktionen, Weichteilverkalkungen und kortikaler Destruktion. Die Diagnose erfolgt klinisch. Weitere Differentialdiagnosen zystisch verlaufender Handskeletterkrankungen sind im Anhang gelistet (s. „Zystische Veränderungen am Handskelett").

Osteomyelitis, pyogene Arthritis, synoviale und ossäre Gelenktuberkulose

Drei grundlegende Mechanismen ermöglichen den mikrobiellen Erregern, den Knochen zu erreichen:

1. Hämatogen: häufigster Mechanismus bei Kindern. Auf Grund der besonderen anatomischen Situation bei Kindern mit eigenständigen Blutversorgungen von Epiphyse und Diametaphyse und einer physiologisch veränderten Blutströmung in den metaphysären nutritiven Haarnadelarterien ist der Infektionsort bei Kindern in der Regel in der Metaphyse zu finden. Nach dem Schluß der Wachstumsfugen besteht eine intraossäre Kollateralisierung der nutritiven Arterien; deshalb kann bei skelettreifen Menschen eine Osteomyelitis an jedem Ort des Röhrenknochens angehen. Allerdings ist die häufigste Primärlokalisation beim Erwachsenen die Diaphyse (Nähe der Nutritialarterien). Da das rote Knochenmark bessere Bedingungen für das Angehen der Infektion bietet als Fettmark, sind besonders Knochenabschnitte mit verbliebenem roten Mark gefährdet. Dies sind beim Adulten insbesondere die großen Röhrenknochen und erstrangig die Wirbelkörper. Hämatogene Osteomyelitiden des Handskeletts sind dementsprechend selten.
2. Durch direkte Infektion, z. B. durch eine offene Fraktur verursacht.
3. Per continuitatem durch Ausbreitung der Keime von einer benachbarten Keimquelle aus (z. B. Nagelentzündung). Dies ist nach unserer Erfahrung die häufigste Ursache der Osteomyelitis des Erwachsenen am Handskelett.

Häufigster Erreger im Kindes- und Erwachsenenalter ist Staphylokokkus aureus (75%) vor Streptokokkus pyogenes mit 5% Häufigkeit. Bei der akuten hämatogenen Osteomyelitis werden die Erreger durch einen Herd im Körper gestreut, solche Streuquellen sind im Erwachsenenalter zumeist im Urogenitaltrakt lokalisiert. Es folgen in weiterer Reihenfolge als Streuherde: Pneumonien, Furunkel, Otitis media, Abszesse und Wundinfekte. Besondere Risikogruppen sind immunsupprimierte Menschen, Drogenabhängige und Katheterträger. In dieser Patientengruppe verläuft die Entzündung destruktiver und kann eher in eine chronische Form übergehen. Patienten mit einer Sichelzellenanämie haben ein besonderes Risiko für eine Salmonellenosteomyelitis.

Klinisch imponieren beim Kind Fieber, rascher Zerfall des Allgemeinzustandes und allgemeine Infektzeichen, beim Erwachsenen eher lokale Schmerzen.

Die Zeichen der Osteomyelitis in den kleinen Röhrenknochen und Karpalia

Früheste Zeichen, einige Tage nach klinischem Infektionsbeginn, sind die Konturunschärfe der Knochentrabekel (Knochenödem) und die Weichteilschwellung. Es folgen nach einigen Tagen bis Wochen, abhängig von der Virulenz des Erregers, die Demineralisation und schließlich Osteolyse des betroffenen Knochens. Periostreaktionen sind häufig (subperiostale Eiteransammlungen, subperiostales Ödem). Durch die intraossäre Exsudation kommt es zur Druckerhöhung in den Knochenbinnenräumen mit Kompression vor allem der venösen Gefäße. Diese Gefäßkompression wird heute als wesentlicher Faktor für die Nekroseentstehung angesehen. Nach einigen Wochen demarkieren sich diese nekrotischen dichten Knochenanteile als sog. Sequester, sie sind von einer dichten Scheide neuen reparativen Knochens (sklerotische „Totenlade") umgeben. Aufgrund der verschlechterten Perfusionsverhältnisse werden diese Sequester nur langsam resorbiert. In den nicht perfundierten Nekrosearealen bilden sich gute Überlebensinseln für die Erreger.

Durch das Nebeneinander von entzündungsbedingter Osteolyse und reaktiver Knochenneubildung entsteht ein scheckiges Bild *(Abb. 24; 1)*. Chronifizierte Osteomyelitiden zeigen erhebliche Knochenumbauten mit inhomogenen Sklerosezonen und Verdichtungen. Die reaktive Knochenneubildung (Reparation) hat allerdings einen gravierenden Nachteil: sie stellt auch eine Schranke gegen die von außen kommenden heilenden Faktoren dar. Solche Knochenentzündungen können daher über Jahre weiterschwelen und in Schüben aufflammen. Osteomyelitiden können einschmelzen, durch Periostzerreißung und Eiterentleerung in die umgebenden Weichteile Abszesse erzeugen, Fistelgänge ausbilden und schließlich sogar maligne

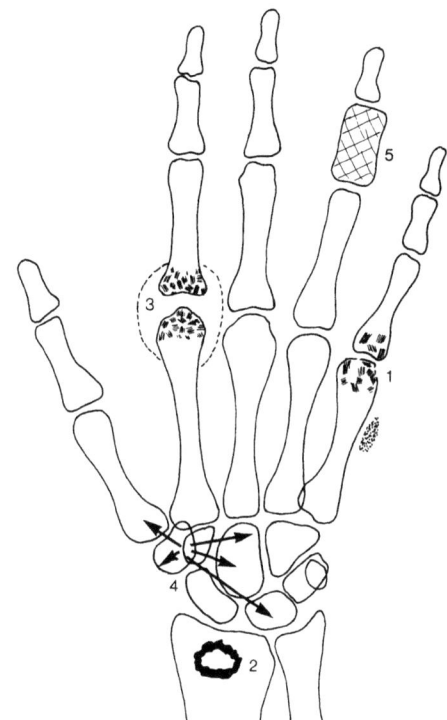

Abb. 24. Osteomyelitis
(Erklärung s. Text)

entarten. Pathologische Frakturen gerade an den kleinen Röhrenknochen sind nicht selten.

Die Entzündung einer Endphalanx wird Panaritium ossale genannt. Es ensteht in der Regel durch offene Traumatisierung und Infektion. Häufigster Erreger ist Staphylokokkus aureus, häufigster Infektionsmodus die Fremdkörperverletzung (Splitterverletzung) und falsche Nagelkosmetik. Begünstigend wirken lokale Resistenzminderungen (Dermatomykosen, Diabetes mellitus, Sklerodermie).

Eine subakute und umschriebene Form der Osteomyelitis, der Brodie-Abszeß *(Abb. 24; 2)*, kommt selten einmal in der Metaphyse der kurzen Röhrenknochen vor. Der kaum schmerzhafte Abszeß entsteht bei geringer Virulenz des Erregers und guter Abwehrlage des Patienten. Der eitergefüllte epimetaphysäre zystische Hohlraum zeigt einen dichten Sklerosesaum. Eine eiterfreie lokalisierte Osteomyelitis bei sehr günstiger Abwehrlage ist die plasmazelluläre Osteomyelitis. Diese selten im Handskelett vorkommende Entzündung enthält in

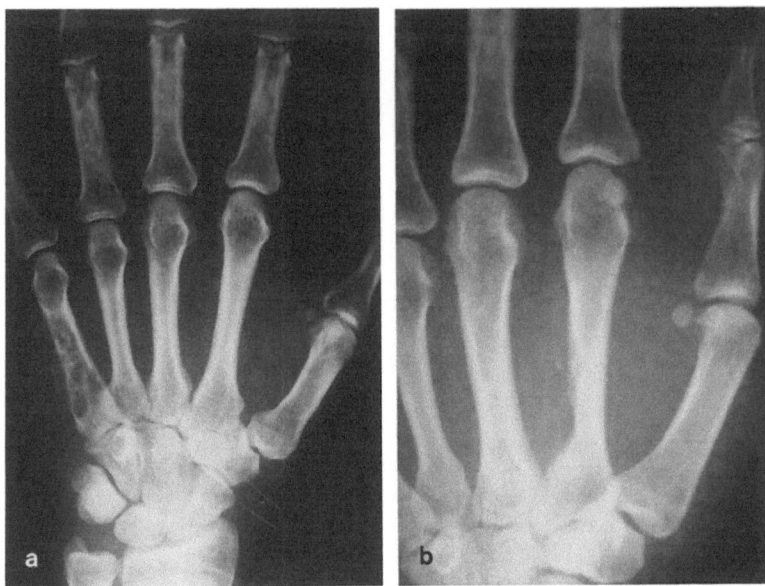

Abb. 25a,b. Beider Fälle wurden von Erstuntersuchern als Knochentumoren fehlinterpretiert. **a** zeigt eine Osteolyse im Metakarpale D V li. mit Kortikalisdestruktion und Weichteilschwellung (gram-negativer Erreger); **b** zeigt eine recht typische diaphysäre Staphylokokkenosteomyelitis mit Weichteilschwellung und längerstreckiger Kortikalisauslöschung am Metakarpale D II

einer Entzündungskaverne lediglich eine schleimige Plasmazellenmasse. Diese metaphysär angeordnete Erkrankung betrifft, ähnlich dem Brodie-Abszeß, vor allem junge Menschen.

Die Lepra ist eine systemische Infektionskrankheit, verursacht durch Mykobakterium leprae. Hauptendemiegebiete sind Indien, Afrika und Südamerika. Abhängig von der Abwehrlage differenziert man die tuberkuloide Lepra bei normaler Abwehrlage von der lepromatösen Lepra bei Immungeschwächten. Der Erreger erreicht bei beiden Verlaufsformen über den Blutweg das periphere Skelett. Neben den sonstigen Krankheitsmanifestationen an Haut und inneren Organen entstehen bei ca. 60–80 % der Patienten Skelettveränderungen.

Besonders in den Hand- (und Fuß-)phalangen entwickeln sich Granulome mit zystischen gelenknahen Osteolysen und Weichteilschwellungen („Ostitis leprosa multiplex cystica"). Später entstehen grobe Knochendestruktionen mit Akroosteolysen und wabigem Umbau des Restknochens. Durch zusätzliche neurotrophische Störungen (s. S. 56; Kapitel Neurogene Osteoarthropathie) werden die destruierenden, mutilierenden Kräfte weiter forciert. Die neurotrophischen Störungen gehen mit einer Hypästhesie einher, die Patienten verletzen sich häufig und entwickeln Sekundärinfektionen mit Eitererregern.

Die nichteitrige sklerosierende Osteomyelitis Garré mit breiter Knochenabwehrfront in Form eines dichten Knochenwalls gegen einen wenig virulenten Erreger haben wir am Handskelett bislang nicht beobachten können.

Differentialdiagnostisch wird man bei jedem Osteomyelitisbild auch an eine malig. Tumormanifestation denken. Da maligne Tumoren am Handskelett insgesamt sehr viel seltener sind als Entzündungen, spricht die statistische Wahrscheinlichkeit primär für das Vorliegen einer Osteomyelitis. Aggressive Knochentumoren zeigen ein anderes Periostbild (Spikulae, Codman-Dreieck, Sonnenstrahlenphänomen etc.). Knochentumore erzeugen keine Sequester.

Akute und chronische Pankreatiden können morphologisch der Osteomyelitisdestruktion ähnelnde Knochenmarknekrosen in den Phalangen bewirken.

Die floride reaktive Periostitis an den Röhrenknochen von Händen und Füßen hat wahrscheinlich eine traumatische Ätiologie. Die meist jüngeren Patienten (2.–3. Lebensjahrzehnt) werden mit der schmerzhaften Schwellung einer Fuß- oder Handphalanx vorstellig. Die radiologisch faßbare Periostreaktion, Periost- oder Weichteilverknöcherung und Weichteilschwellung, die zudem gelegentlich auftretende Kortikalisarrosion und Kortikalisauflockerung lenken den Radiologen zur Fehldiagnose Osteomyelitis oder aggressiver Knochentumor. Tragischerweise kann auch der Histologe beim Anblick der proliferierenden Fibroblasten mit gehäuften Mitosen die Fehldiagnose eines Malignoms stellen. (Weiteres s. Freyschmidt 1993, Schütte 1990).

Die **pyogene Arthritis** des Handskelettes entsteht durch ähnliche Mechanismen wie die Osteomyelitis, zumeist jedoch hämatogen im Rahmen einer Sepsis oder lokal nach iatrogenen Gelenkinjektionen. Radiologisch zeigt das Frühstadium einen Gelenkerguß, Gelenkspalterweiterung *(Abb. 24; 3)*, Weichteilschwellung und schließlich eine gelenkbezogene fleckige Demineralisation und Schwund der Grenzlamelle *(Abb. 24; 3)*. Bald kommt es zur Knorpeldestruktion, subchondralen Osteolyse, Gelenkspaltverschmälerung und final zur Ankylose. Häufigster Erreger bei Kindern ist der Pneumokokkus, bei Erwachsenen der Staphylokokkus und der Streptokokkus (diagnostische Gelenkpunktion). Bevorzugter Befallsort im Handskelett sind die Karpalknochen bzw. Interkarpalgelenke. Im Gegensatz zur rheumatoiden Arthritis beginnt eine solche Karpalarthritis fokal mit einem Epizentrum, von dem aus sich die Entzündung sukzessive ausbreitet *(Abb. 24; 4).*

Die tuberkulöse Knocheninfektion ensteht praktisch immer durch eine hämatogene Streuung aus einem Primärherd. In 80% der Fälle wird ein Gelenkmitbefall beobachtet. Die Knochen-Tbc führt zu einer langsamen, oft grobzystischen Destruktion der Markhöhle der kleinen Röhrenknochen, charakteristischerweise mit erheblicher Demineralisation des umgebenden Knochens. Bei Kindern ist zudem auffällig oft die Handwurzel betroffen. Eine spindelförmige Auftreibung des Schaftes, Spina ventosa *(Abb. 24; 5)*, entsteht vornehmlich bei Kindern: die grobe markgefüllte Spongiosa der kleinen Röhrenknochen der Kinder setzt den Tbc-Granulomen wenig Widerstand entgegen, der Knochenschaft expandiert spindelförmig (Daktylitis).

Gelenktuberkulosen betreffen überwiegend erwachsene Menschen. Auffällig ist die ausgeprägte gelenknahe Osteoporose beidseits des Gelenkspaltes, die fehlende oder nur sehr geringe Periostreaktion und der schleichende Verlauf mit allmählicher Gelenkspaltverschmälerung über Monate. Der positive Tine-Test, die mikrobiologische Untersuchung des Gelenkpunktates und das passende auffällige Thoraxübersichtsbild helfen bei der Diagnose.

Weitere differentialdiagnostische Hinweise

Nahezu jede Osteomyelitis und pyogene Arthritis ist im Skelettszintigramm positiv nachweisbar. Meist ist im Gallium-(67-citrat-)Szintigramm die entzündliche Skelettläsion stärker angefärbt als im Technetium-(Tc99m-)Szintigramm. Umgekehrt ist bei tumorösen Läsionen das Technetiumszintigramm kräftiger als das Galliumbild. Mit der Möglichkeit des Leukozytenszintigramms (Indium-111-markierte Leukozyten) kann die Spezifität der Aussage weiter erhöht werden. Ein endgültiges Urteil über den Wert der Knochenmarksszintigraphie mit Technetium-99-Nonokolloiden steht noch aus. Die MRT ist hochsensitiv (Knochenmarködem im T2-Bild, Verlust des Fettmarksignal im T1-Bild) bei schlechter Spezifität.

Die klinische Symptomatik kann namentlich bei der Osteomyelitis vage sein und zu differentialdiagnostischen Problemen führen. Oft sind die Patienten afebril und die Entzündungsparameter im Labor nur mittelgradig verändert (Leukozytose mit mäßiger Linksverschiebung, mäßig erhöhte Blutsenkung, CRP-Erhöhung, Ferritinanstieg).

Diagnostisch entscheidend ist die Knochenpunktion mit histologischer und mikrobiologischer Aufarbeitung des Punktats.

Analog ist bei der pyogenen Arthritis die Gelenkpunktion für die Diagnostik essentiell. Die Gelenkflüssigkeit enthält massenhaft polymorphkernige Leukozyten (> 10000/µl). Der Glukosespiegel in der Gelenkflüssigkeit ist im Vergleich zum Serumspiegel niedrig. Neben einem Gram-gefärbten Präparat muß eine aerobe und anaerobe Kultur angelegt werden.

Arthrosis deformans

Die Arthrose entwickelt sich durch ein andauerndes Mißverhältnis zwischen Belastung und Belastbarkeit der Gelenke. Betroffen von der Fingergelenksarthrose sind neben Handschwerarbeitern häufig auch Frauen im Klimakterium.

Röntgenzeichen

- Verschmälerung und „Begradigung" des Gelenkspalts *(1)*,
- Osteophytenbildungen (die mechanische Druckaufnahmezone wird vergrößert; *2*),
- subchondrale Spongiosaverdichtungen (Trabekelverdichtung und -verdickung; *3*),
- Geröllzysten (fokale Knochennekrose und Nekroseabräumung; *4*),
- knöcherne Schliffflächen bei Fehlen des Gelenkknorpelüberzugs mit Verplumpung der Gelenkköpfchen *(5)*,
- Kapselosteome *(6)*.

Der Arthroseröntgenbefund ist meist polyartikulär und seitensymmetrisch ausgebildet.

Der Befall der DIP-Gelenke wird als Heberden-Arthrose, der Befall der PIP-Gelenke als Bouchard-Arthrose, die Ausprägung am Karpometakarpalgelenk I als Rhizarthrose bezeichnet. In der Handwurzelreihe sind bevorzugt die artikulierenden Flächen zwischen Scaphoid und Os trapezium betroffen. Die seltenere MCP-Arthrose findet sich oft bei manuellen Schwerarbeitern.

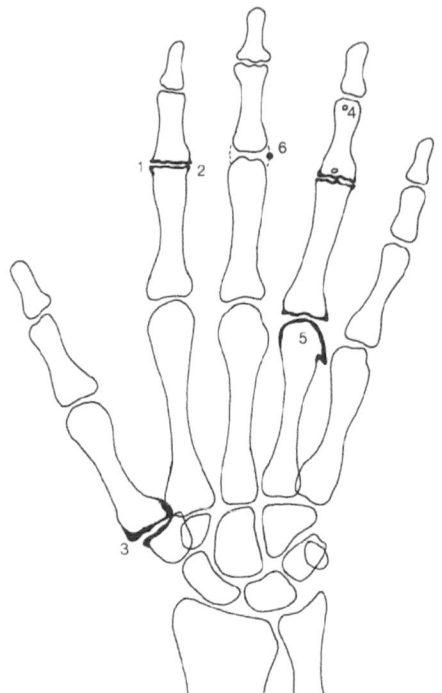

Abb. 26. Arthrosis deformans
(Erklärung s. Text)

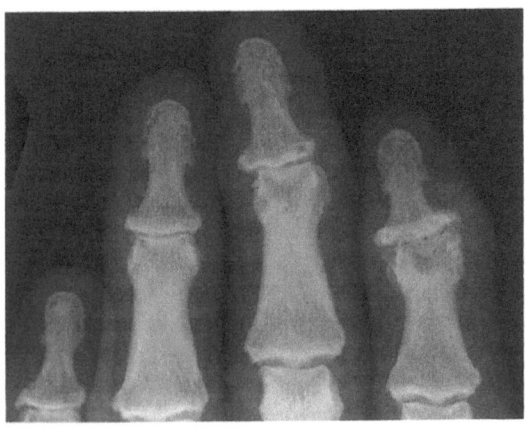

Abb. 27. Typische ausgeprägte Heberden-Arthrose mit Osteophyten, Gelenkspaltverschmälerung, Gelenkflächenbegradigung und subchondraler Sklerose. Weichteilzeichen DIP II als Zeichen der entzündlich aktivierten schmerzhaften Arthrose

Sonderformen

Die entzündlich aktivierte Arthrose ist eine durch Knorpeldetritus angefachte reaktive Synovialitis. Ist der artikulierende Knochen im Verlauf einer schweren Arthrose schließlich vom Knorpel entblößt, wird nach und nach der subchondrale spongiöse Knochen aufgerieben; es entsteht eine Knochenmarkwunde. Das weiche fibröse Gewebe und Knochenmark wird im Gelenkkavum rasch zerrieben und unterhält die reaktive Synovialitis weiter. Die Synovialitis führt zu einer Fibrosierung der Gelenkkapsel mit weiterer Bewegungseinschränkung und letzlich Fehlstellung.

Als Maximalvariante der entzündlich aktivierten Arthrose mit heftiger reaktiver Arthritis finden wir die „erosiv-destruierende Arthrose". Sie zeigt Destruktions- und Erosionsphänomene durch oberflächliche Infragmentation des zermürbten artikulierenden subchondralen Knochens an den DIP- und PIP-Gelenken. Morphologisch erinnern diese Erosionen an die Usuren einer rheumatoiden Arthritis, allerdings liegt keine gelenknahe Demineralisation vor. Fibröse oder ossäre Ankylosen kommen vor.

Bei der Pfropfarthritis erkrankt ein Patient mit Polyarthrose zusätzlich zufällig an einer rheumatoiden Arthritis.

Solitäre Arthrosen an einem Hand- oder Fingergelenk lenken den Verdacht auf eine Arthrose im Anschluß an eine erworbene oder angeborene präarthrotische Deformität: man achte auf alte Frakturen (Scaphoidpseudarthrose), M. Thiemann (autosomal dominante Erbkrankheit mit Fragmentationsneigung der Epiphysen und epiphysärer Akrodysplasie), M. Dietrich (ischämische Epiphysennekrose der Metakarpalköpfchen in der Wachstumszeit).

Zwei angeborene Krankheitsbilder sind als erhebliche Präarthrosen bekannt. Einerseits die Ochronose (Alkaptonurie) mit der Einlagerung schwarzoxidierter Homogentisinsäure in Gelenkknorpel und Bandscheiben sowie Hemmung des Knorpelmetabolismus. Zum anderen führt auch der M. Fabry, eine X-chromosomal vererbte Lipidspeicherkrankheit, zu einer systemischen Knorpelerkrankung. Durch die Einlagerung von Zeramiden, besonders in die DIP-Gelenke, neigt der dortige Gelenkknorpel zu verfrühtem Verschleiß. Die Patienten beklagen eine „Rheumasymptomatik" mit Gelenkschmerzen und Bewegungseinschränkung. Die Blutsenkung ist erhöht. Die Rheumafaktoren sind negativ. Diagnostisch hilft der Nachweis von Angiokeratomen der Haut (v. a. am Rücken) weiter. Durch die Ablagerung von Zeramiden im Gefäßendothel werden die Gefäßlumina eingeengt, daraus erklären sich weitere Symptome des

M. Fabry wie ischämische Nekrosen der Hüftköpfe, Hirninfarkte, Kardiomyopathie und Niereninsuffizienz. Die seltene Erkrankung beginnt schleichend im Jugendalter.

Akute akrale Frostschäden führen über die initiale Weichteilschwellungsphase und nachfolgende Demineralisation mit zystischen, erosiven Knochenveränderungen (Nekrosen) schließlich nach Jahren zu einer distal betonten Arthrose.

Chronische Gicht und Arthritis urica

Der Gichtarthritis liegt eine Störung des Harnsäurestoffwechsels zugrunde, die mit einer (phasenweisen) Hyperurikämie und anfallartigen akuten Arthritiden einhergeht („Gichtanfall"). Zwischen den Attacken liegen symptomlose Intervalle. Das Leiden kann schließlich chronifizieren. Gichtarthropathien sind häufig (1% der Bevölkerung), Männer erkranken 9mal häufiger als Frauen. Mehr als 2/3 der Gichtkranken sind Pykniker.

Bei Patienten mit chronischer Gicht kommt es neben renalen Manifestationen (Nephrolithiasis mit nichtschattengebenden Konkrementen, interstitielle Nephropathie) und Uratablagerungen mit umgebendem Granulationsgewebe (Tophi) in den Weichteilen auch zu einer Osteoarthropathie. Die Löslichkeitsgrenze des Natriumurats liegt im Plasma bei 6,4 mg%. Beim Überschreiten des Löslichkeitsproduktes kommt es unweigerlich zur Auskristallisation und Uratkristallablagerung in die Gelenkweichteile, Synovia, Sehnenscheiden und Synovialflüssigkeit.

Harnsäureablagerungen sind „Gift" für den Knorpel und den Knochen, sie wirken über die Fremdkörperreaktion (Synovitis) und über eine direkte knorpelzerstörende mechanische Komponente gelenkdestruktiv. Zwar ist das Metatarsophalangealgelenk I das klinisch meistbetroffene Gelenk (bei 75% der Patienten mit chronischer Gicht ist das MTP I betroffen), bei 25% der chronisch Gichtkranken findet sich allerdings auch eine radiologische Beteiligung der Fingergelenke.

Röntgenzeichen

- Jede mono- oder oligoartikuläre Arthrose ohne Gelenkfehlstellung und jede Polyarthrose der DIP- und PIP-Gelenke bei Männern sollte Anlaß für eine Harnsäurebestimmung sein. Charakteristisch für eine Gichtarthropathie sind randständige Knochen-

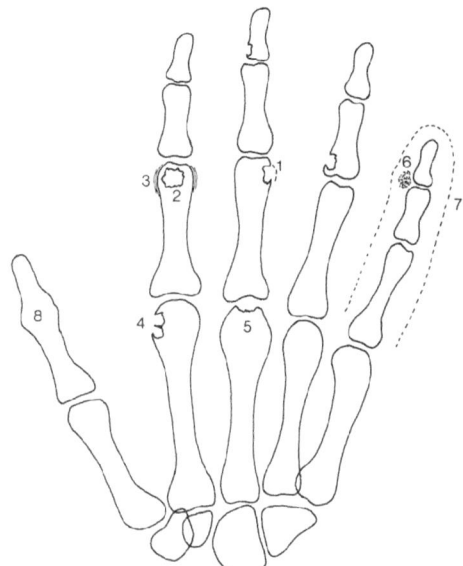

Abb. 28. Gicht
(Erklärung s. Text)

defekte und gelenknahe Osteolysen. (Frühform: umschriebene Ausdünnung der Knochentrabekel und der Grenzlamelle). Die randständigen halbmondförmigen Knochendefekte zeigen oft einen überhängenden Rand (Umfang des Tophus gestrichelt; *1*), die Osteolysen reichen oft über die Metaphyse in die Diaphyse hinein und können eine beträchtliche Größe erreichen. Sie sind öfter oval und unregelmäßig als kreisrund geformt *(2)* und wirken meist scharfrandig wie ausgestanzt (DD Enchondrom).
- Periostreaktion *(3)* und Tophusstachel *(4)*,
- zentrale Erosionen *(5)*,
- Weichteilverkalkungen *(6)*, Weichteilschwellungen und -verdichtungen *(7)* gehören zu den erstrangigen Gichtsymptomen;
- im Reparationsstadium resultieren osteoplastische Deformierungen der kleinen Röhrenknochen wie z. B. Pilzform der Metakarpalköpfchen. Die Neigung der Gichtkranken zu osteoplastischen Veränderungen wurde mehrfach in der Literatur beschrieben, Kombinationen mit dem DISH-Syndrom (s. S. 21) werden beschrieben. Letztlich droht bei andauernder Gicht die Ankylose *(8)*, unter konsequenter Therapie ist aber auch eine Rückbildung der Röntgenzeichen möglich.

Zum X-chromosomal vererbten Lesch-Nyhan-Syndrom zählen auch Gichtarthropathien, die typischerweise vor der Pubertät bei primär unauffällig entwickelten Knaben zusammen mit zentralnervösen Störungen auftreten.

Differentialdiagnosen

„When in doubt, ... think of gout" (Freyschmidt 1993)

Gichtarthropathien gehören zu den häufigsten Arthropathien überhaupt und werden doch so häufig verkannt. Jede unklare Arthritis des erwachsenen Mannes muß Anlaß für die wiederholte Harnsäurebestimmung sein. Die erwähnte osteoplastische Komponente, in Verbindung mit der erosiven Gelenkdestruktion, hat die Gichtarthropathie mit der differentialdiagnostisch zu bedenkenden häufigen Psoriasisarthropathie gemein. Zwei Röntgenzeichen haben differentialdiagnostische Bedeutung:

1. Die Psoriasispolyarthropathie zeigt ihre osteodestruktiven und osteoproliferativen Veränderungen in Gelenknähe. Die Gicht zeigt hingegen ausgestanzte Defekte, die sich prinzipiell in diaphysärer Richtung entwickeln.
2. Durch den Einbruch randständiger Knochentophi entstehen beim Gichtkranken randständige Knochendefekte mit typischem überhängendem Rand. Diese Morphologie paßt nicht zur Psoriasisarthropathie.

Bei der Diagnose einer Arthritis urica sollte an das Vorliegen einer sekundären Hyperurikämie gedacht werden.

Vermehrte Harnsäurebildung gibt es bei myeloproliferativen Erkrankungen und chronischer Hämolyse.

Verminderte renale Ausscheidung tritt auf bei

- Niereninsuffizienz,
- Alkoholismus,
- Ketoazidose (Diabetiker),
- Thiaziddiuretika.

Hämophilie

Die Hämophilien sind die häufigsten hereditären Koagulopathien, wegen ihrer X-chromosomalen rezessiven Vererbung sind fast nur

Knaben betroffen. Prinzipiell unterscheiden sich die Hämophilie A –
(Fehlen von Faktor VIII), Hämophilie A + (Inaktivität von Faktor
VIII) und die seltenere Hämophilie B radiologisch nicht. Für die
Labordiagnostik ist eine Verlängerung der Gerinnungszeit und PTT
bei normalem Quick-Wert charakteristisch.

Differentialdiagnostisch muß das fast ebenso häufige von Wille-
brand-Jürgens-Syndrom bedacht werden, das autosomal dominant
vererbt wird und bei dem ein Mangel an von Willebrand-Jürgens-
Faktor (einer Untereinheit des Gerinnungsfaktors VIII) beobachtet
wird. Neben der gestörten plasmatischen Gerinnung wie bei den
Hämophilien ist zusätzlich die Thrombozytenadhäsionsfähigkeit her-
abgesetzt und dadurch bedingt auch die Verlängerung der Blutungs-
zeit.

Angeborene und erworbene Koagulopathien finden sich bei Hepatopathien (die Mehrzahl der Gerinnungsfaktoren werden in der Leber
synthetisiert). Die Faktoren II, VII, IX und X sind in ihrer Synthese
von fettlöslichem Vitamin K abhängig. Durch eine Malabsorption,
eine gestörte Fettresorption infolge Gallemangel oder eine Therapie
mit Vitamin-K-Antagonisten (Marcumar) kommt es zur Verminderung der Vitamin-K-abhängigen Faktoren.

Die koagulopathische Osteoarthropathie betrifft v. a. Gelenke mit
dünnem schützendem Weichteilmantel und häufiger Traumatisierung
(Knie) und die Fingerskelettabschnitte.

Röntgenzeichen

Durch die rezidivierende Einblutung in das Gelenkkavum wird eine
reaktive entzündliche Synovialisproliferation ausgelöst. Ein aggressives Granulationsgewebe aus dem Subchondrum und dem Gelenkre-
cessus schädigt und nekrotisiert Knorpel und Knochen. Blutungsrezi-
dive heizen die knorpelzerstörenden Prozesse weiter an. Arthritische
und sekundär auch Arthroseröntgenzeichen werden sichtbar *(1)*.
Schießlich ankylosiert das Gelenk fibrös und knöchern *(2)*. Weichteil-
einblutungen lösen zusätzliche Kontrakturen und Weichteilverkalkungen aus *(3)*. Druckerhöhungen im Gelenkkavum durch das
Hämarthros führen zu Drucknekrosen und Knochenabbau *(4)*.
Subperiostale Einblutungen führen zu Periostabhebung *(5)*, Kno-
chenauftreibung und grobtrabekulärem Knochenumbau (Pseudo-
tumor, relativ typisch an der Daumenphalanx *6)*.

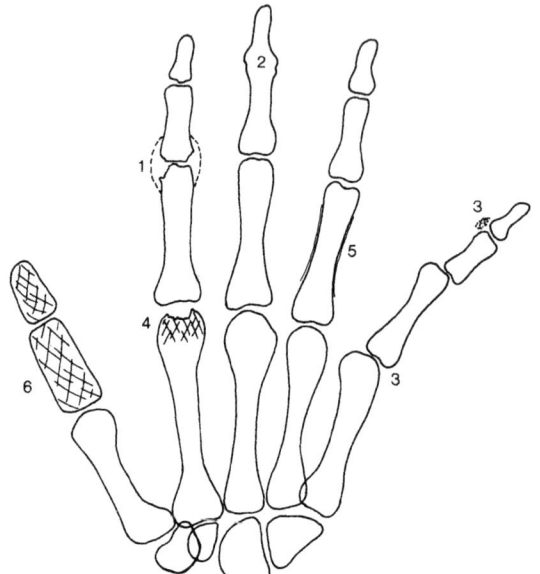

Abb. 29. Hämophilie
(Erklärung s. Text)

Hämoglobulinopathien

Die Mehrzahl der ca. 300 bekannten anomalen Hämoglobine unterscheiden sich vom normalen Hämoglobin durch den Austausch einer einzelnen Aminosäure. Die klinisch wichtigste Hämoglobinopathie ist die autosomal dominant vererbte Sichelzellanämie. Die homozygoten Sichelzellhämoglobinträger tragen das qualitativ veränderte Hämoglobin-S (HbS), welches im deoxygenierten Zustand präzipiert und die Erythrozyten in eine Sichelform zwingt. Solch veränderte Erythrozyten verlieren ihre Flexibilität und Verformbarkeit und behindern damit die kapillare Mikrozirkulation. Knocheninfarkte, Knochennekrosen, Wachstumsstörungen und Osteoporose sind die Folge. Die vermehrt fragilen Blutkörperchen hämolysieren zudem leichter und führen zum Befund der hämolytischen Anämie und peripheren Hypoxie. Die Diagnosesicherung gelingt mittels Hb-Elektrophorese und dem mikroskopischen Sichelzellentest.

Thalassämien sind bei mediterranen Menschen eine recht häufige Ursache für hypochrome Anämien. Thalassämien sind genetisch bedingte autosomal rezessiv vererbte Anämien, die auf eine verminderte Synthese einer strukturell normalen Peptidkette des Hämoglobins beruhen. Die 4 bekannten Formen der Thalassämie werden nach den betroffenen Peptidketten benannt (α, β, γ, δ). Die weitaus häufigere β-Thalassämie zeichnet sich durch eine verringerte Produktion von β-Ketten aus. Der heterozygote Zustand (Minorform) zeigt praktisch keine Handskelettveränderungen (selten Arthritis der mittelgroßen Gelenke), hingegen ist die homozygote Form (Cooley-Anämie mit schwerer hämolytischer Anämie) im Röntgenbild sehr auffällig. Aufgrund der ineffektiven Erythropoese werden die blutbildenden Markräume ausgeweitet. Typisch ist ein Minderwuchs durch frühzeitigen Epiphysenschluß. Im europäischen Raum ist die β-Thalassämie in Italien, Griechenland und in der Türkei verbreitet.

Röntgenzeichen der Hämoglobinopathien am Handskelett

Die gesteigerte Zellproliferation der roten Zellreihe (erythroblastische Hyperplasie) lockert die Spongiosa der Röhrenknochen grobsträhnig auf. Der Markraum der Diaphysen dehnt sich aus, die Strahlentrans-

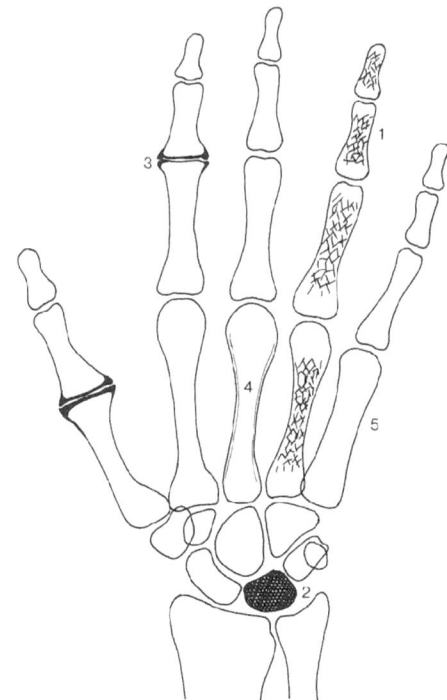

Abb. 30. Hämoglobinopathien
(Erklärung s. Text)

parenz der Knochen nimmt zu, die Taillierung der Diaphysen fehlt. Die Kortikalis kann ausgedünnt werden *(1)*. (Merke: Die zusätzliche Röntgenaufnahme der Schädelkalotte zeigt einen sog. Bürstenschädel, die langen Röhrenknochen eine metaphysäre Auftreibung, die „Erlenmeyerkolbendeformität"). Durch die Thrombosierung nutritiver Knochengefäße kommt es zu (epiphysären) Knocheninfarkten in den (Meta-)karpalia *(2)*. Subchondrale Infarkte brechen in das Gelenkkavum auf, es entstehen sekundäre Arthrosen *(3)*. Insgesamt sind Knocheninfarkte bei Sichelzellenpatienten sehr viel häufiger als bei Thalassämiepatienten. Periostreaktionen und Periostverdickungen führen zum Bild des „Knochen im Knochen" *(4)* und rechteckigen Umbau der Metakarpalia *(5)*. Häufig sind lokale Formveränderungen des Knochens durch epiphysäre Entwicklungstörungen. Klinisch fallen die Patienten durch (asymmetrisch) verkürzte Metakarpalia und Phalangen auf. Am häufigsten ist hiervon der Metakarpalknochen IV betroffen.

Die Anlagerung von neuem Knochen entlang der Innenseite der Kortikalis führt selten zu einem „Knochen-im-Knochen"-Bild. Sekundäre Gichtarthropathien kommen vor. Klinisch klagen die Patienten über schmerzhafteste Schwellungen der Hände und Füße. Bekannt ist außerdem ein hohes Risiko für Salmonellenosteomyelitiden bei Sichelzellpatienten.

Neurogene Osteoarthropathie und M. Sudeck

Eine große Anzahl zentraler und peripherer neurologischer Krankheitsbilder manifestieren sich klinisch und radiologisch an Knochen und Gelenken. Die häufigsten neurogenen Osteoarthropathien am Finger-Hand-Skelett entstehen nach Verletzung oder Degeneration peripherer Nerven (z. B. Karpaltunnelsyndrom, Degeneration des N. radialis nach Bleiintoxikation, Lagerungsschäden, Entzündungen, neurale Lepra u. a.). Zentrale Ursachen auf Rückenmarkebene für eine neurogene Arthropathie sind z. B. die Syringomyelie, die posttraumatischen und postentzündlichen (Poliomyelitis, Tabes dorsalis, Guillain-Barré-Syndrom) oder neoplastischen Plegien und Paresen. Zentrale Ursachen auf Hirnebene sind entzündliche (Multiple Sklerose), neoplastische oder hirndegenerative Erkrankungen, Intoxikationen und Hirntraumata. Die weitaus häufigste Ätiologie ist trotz aller therapeutischen Fortschritte allerdings immer noch die **diabetische Polyneuropathie**.

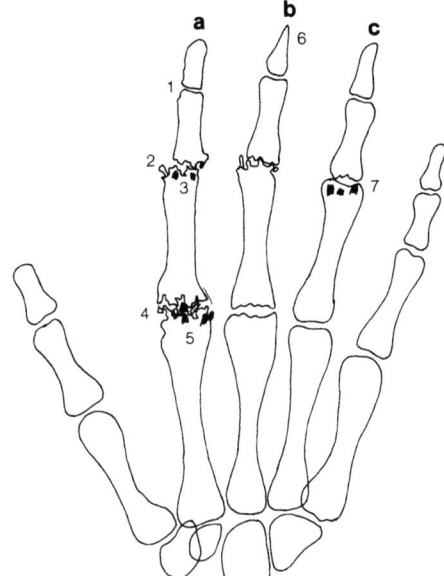

Abb. 31. Neurogene Osteoarthropathie (Erklärung s. Text)

Röntgenzeichen

Die Radiomorphologie wird von Dihlmann (1987) mit einer anarchi-
schen Umgestaltung und Desintegration des befallenen Gelenkes
charakterisiert, das jedes von der Arhritis und Arthrose bekannte
Ausmaß überschreitet. Die neuropathische Osteoarthropathie wird
nach Fried (zitiert nach Dihlmann 1987) in 3 Stadien unterteilt. Im 1.,
osteochondronekrotischen Stadium *(a)* findet die zunehmende Kno-
chen- und Gelenkzerstörung ein morphologisches Korrelat in einer
anfänglichen „Arthritis" *(1)* mit Gelenkspaltverschmälerung, gelenk-
bezogener Demineralisation, Grenzlamellenschwund und ersten Erosionen. Das Krankheitsbild schreitet grob destruierend fort mit
Frakturen und Dissektionen *(2)* des gelenktragenden Knochens, der
Gelenkrand zerbröckelt, kleine Knochen werden zerstampft, die
mechanisch verdichteten nekrotischen Knochentrabekel werden rönt-
gendichter *(3)*. Der zerstampfte Knochenschotter verteilt sich im
Gelenkbinnenraum *(4)*, wird dort zermalmt oder wird zu Kondensa-
tionskernen für eine (para-)artikuläre Knochenneubildung.
  Im 2., reaktiven Stadium *(b)* konkurriert eine überstürzte und
disharmonische Knochenneubildung an den destruierten Knochen
mit dem fortschreitenden bröckligen Knochenzerfall und der Kno-

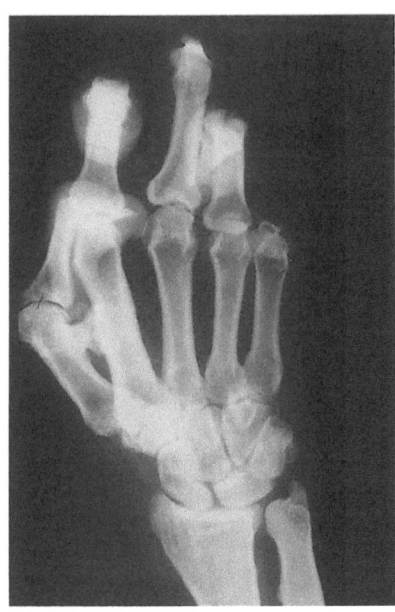

Abb. 32. Schwere mutilierende Skelettveränderungen und Gelenkfehlstellungen bei degenerativer Erkrankung peripherer Nerven (Stabilisierungsphase)

chenlyse. Das Nebeneinander von Knochenfragmentation, Osteolyse, Gelenkfehlstellungen, metaphysär-diaphysärer Periostreaktion, fleckiger subchondraler Spongiosasklerose und Kapselverkalkungen wird medizinhistorisch Charcot-Gelenk *(5)* genannt. An den kleinen Röhrenknochen der Hand überwiegt regelmäßig die Knochendestruktion über die reparative Reaktion des Knochens. Die resorbierten Knochenenden sind zugespitzt, „abgelutscht" *(6)* und fragmentiert.

In der 3., Stabilisierungsphase *(c)* konsolidiert sich der Skelettbefund zunehmend, die Konturen werden abgerundet, die äußere Form ist harmonisiert und sklerosiert *(7)*, wird vielleicht sogar funktionell repariert.

Die Polyneuropathie der Diabetiker zeigt sich bereits frühzeitig durch einen Verlust der Vibrationsempfindung (Stimmgabelversuch), im weiteren Verlauf durch Reflexanomalien und brennende Mißempfindungen („burning feet"). Zusätzlich wird die Röntgenmorphorlgie der diabetisch-polyneuropathischen Osteopathie durch die Erscheinungen der diabetischen Mikro- und Makroangiopathie überlagert (Knocheninfarkte, Gangrän/Ulcera). Die z. T. sehr ausgeprägte Osteoporose kann den radiologischen Eindruck der Knochendestruk-

tion weiter forcieren. Die Prädilektionsstelle der diabetischen Osteoarthropathie ist das Fußskelett, an der Hand werden die Veränderungen selten beobachtet und betreffen hier vornehmlich die Handwur-
zelgelenke und MCP-Gelenke. Die Prognose der diabetischen Osteopathie ist nach Disziplinierung des Patienten und nach Stoffwechsel-
normalisierung nicht schlecht.

Der **M. Sudeck** entwickelt sich nach Verletzung und Ruhigstellung
einer Extremität. Ursache dieser schmerzhaften Knochenatrophie ist
wahrscheinlich eine nervale Fehlinnervation der Blutgefäße im Knochen. Die Knochenatrophie entwickelt sich 2–8 Wochen nach dem
Trauma distal des traumatisierten Skelettabschnittes. Es ist v. a. die
Spongiosa betroffen, die Kompakta wird viel langsamer abgebaut und
bleibt länger als Knochenfassade stehen.

Nach Genant (1975) müssen 6 diagnostische Kriterien erfüllt sein:

1. Schmerzen und Hypersensibilität im betroffenen Extremitätenab-
   schnitt,
2. Weichteilschwellung,
3. vasomotorische Instabilität wie Hyperhidrosis,
4. fleckige Osteoporose,
5. reduzierte motorische Funktion,
6. trophische Hautveränderungen wie livide Hautfarbe.

Im 3-Phasen-Szintigramm ist initial eine erhöhte Aktivität und
Perfusion nachweisbar.

Radiologisch ist die Demineralisation ausgesprochen charakteristisch fleckig, in Gelenknähe und besonders in der subchondralen
Spongiosa stärker ausgeprägt; die Kortikalis ist dadurch akzentuiert. Erst im chronischen Stadium (2–4 Monate nach Trauma)
disseziert auch die Kompakta; das Krankheitsbild schreitet zentrifu-
gal fort.

Differentialdiagnostisch sind Inaktivitätsosteoporosen einer Extremität bei Immobilisation abzugrenzen. Die Latenzzeit zwischen
Ruhigstellung und Nachweis der Osteoporose beträgt 3–5 Wochen,
bei Kindern mitunter nur wenige Tage. Erfahrungsgemäß prägt sich
die Immobilisationsosteoporose erst in der Metaphyse aus (Ausnahme: eher homogene Dichteabnahme bei Kindern und Jugendlichen).
Entscheidend für die Diagnose ist die anamnestische Angabe einer
(traumabedingten) Immobilisation in jüngster Vergangenheit. Abge-
laufene Inaktivitätsosteoporosen können oft noch Jahre später durch
die im Vergleich mit der Gegenseite verdünnten Kompakta der
Phalangen nachgewiesen werden (Ausnahme: bei Kindern wird fast
immer eine Restitutio ad integrum erreicht).

Transitorische Osteoporosen am Handskelett sind uns nicht bekannt.

Hämochromatose

Die seltene autosomal rezessiv vererbte Eisenspeicherkrankheit (hereditäre Hämochromatose) kommt gehäuft bei bestimmten HLA-Patientengruppen (HLA-A3, -B-14, -B-7) vor und manifestiert sich zwischen dem 40. und 60. Lebensjahr. Durch einen bislang unbekannten Enzymdefekt kommt es zur gesteigerten Eisenresorption bei gleichzeitiger Unfähigkeit des RHS zur Bewältigung des Eisenüberangebotes. Neben den bekannten klinischen Erscheinungen (Leberzirrhose, Diabetes mellitus, Hautpigmentierung und Kardiomyopathie) entsteht auch eine Osteoarthropathie.

Sekundäre Hämochromatosen, z. B. im Gefolge von hämatologischen Erkrankungen mit defekter Hämoglobinsynthese (z. B. Thalassämie, siderochrestische Anämie), nach Transfusionen, Alkoholikern, beim Bantu-Syndrom, zeigen in aller Regel einen wesentlich geringeren Organ- und Knochenbefall. Eine erosive Arthropathie haben wir bislang nicht beobachten können.

Im Labor hilft die Bestimmung des erhöhten Serumeisen- und Ferritinspiegels weiter. Die Eisenüberladung der Leber ist sensitiv im Leber-MRT abbildbar.

Röntgenzeichen

Die deformierende Arthropathie befällt an der Hand mit besonderer Wahrscheinlichkeit die MCP-Gelenke II und III. Die Ursache dieser frühzeitigeren und stärkeren Eisenablagerung in das Gleitgewebe gerade dieser Gelenke ist nicht geklärt, letztlich kann jedoch auch jedes andere MCP-Gelenk und schließlich auch die kleineren Gelenke befallen werden.

Die Arthrose beginnt mit subchondralen zystoiden Strukturauflockerungen *(1)*, die in das Gelenkkavum aufbrechen können und der Gelenkoberfläche damit ein angebissenes Aussehen verleihen.

Zwei zusätzliche Zeichen finden wir am Handskelett des Hämochromatosekranken: bei jedem 2. Patienten tritt eine Chondrokalzinose in den Gelenken, Disken und Menisken auf *(2)*. Schließlich finden wir eine diffuse, also nicht gelenkbezogene Demineralisation des Handskeletts.

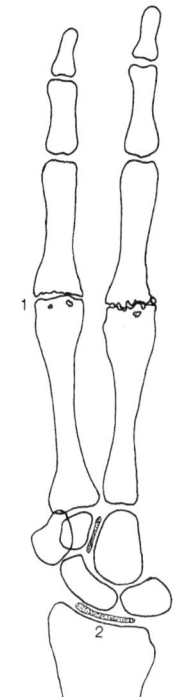

Abb. 33. Hämochromatose (Erklärung s. Text)

M. Wilson

Diese autosomal rezessiv vererbte Erkrankung mit verminderter biliärer Ausscheidung von Kupfer und pathologischer Kupferspeicherung in der Leber und den Stammganglien verursacht auch eine charakteristische Osteoarthropathie. Der M. Wilson manifestiert sich regelhaft im Kindesalter als fibrosierende Hepatopathie, im Jugendalter schließlich als neurologisch-psychiatrische Erkrankung. Klinische Manifestationen betreffen zudem die Kornea (Kayser-Fleischer-Kornealring), die Niere und das Myokard. Diagnostisch wegweisend ist die Bestimmung des kupferbindenden Coeruloplasmin, welches normalerweise 95% des zytotoxischen freien Serumkupfers bindet. Die Kupferablagerung in den Stammganglien und im Leberparenchym sind im MRT nachweisbar.

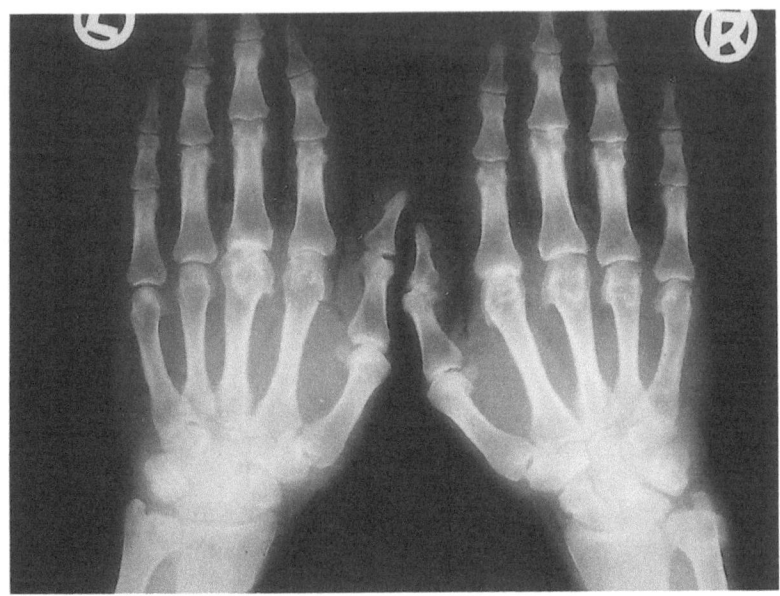

Abb. 34. Diese primäre Hämochromatose wurde mittels der Handskelettaufnahme aufgedeckt. Das eigenartige Arthrosebild mit Betonung der Metakarpophalangealgelenke II und III beidseits führte zu der später bestätigten Verdachtsdiagnose

Röntgenzeichen

Der subchondrale Knochen ist durch die Einlagerung des zytotoxischen Kupfers vermehrt vulnerabel; er neigt zu Fragmentierung, Dissektion *(1)* und subchondralen Zysten *(2)*. Abgestorbenes Trabekelmaterial wird durch die mechanische Belastung subchondral verdichtet *(3)*, die Chondropathie zeigt sich radiologisch durch eine Chondrokalzinose (Diskus radioulnaris; *4*) und eine Gelenkspaltverschmälerung *(5)*.

Die diffuse Skelettdemineralisation, oft mit Zeichen der nephropathischen Osteoarthropathie kombiniert, ist möglicherweise lediglich Ausdruck der Wilson-Nephropathie. Für diese Hypothese spricht, daß wir solche Veränderungen nur bei fortgeschrittenen Verläufen beobachten konnten.

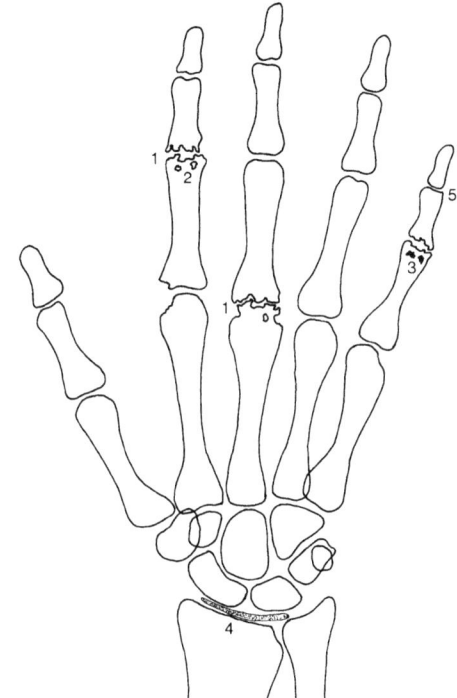

Abb. 35. M. Wilson
(Erklärung s. Text)

Hyperparathyreoidismus und Hypoparathyreoidismus

Das Parathormon wird von den Nebenschilddrüsen sezerniert. Für die Aktivierung der peripheren Rezeptoren wird nur das aminoterminale Fragment dieses Peptids benötigt. Das Parathormon steigert in der Niere die tubuläre Reabsorption von Kalzium, inhibiert jedoch die Reabsorption von Phosphaten. Im Knochen stimuliert das Parathormon die Osteoklasten und die osteoklastäre Knochenresorption. Bei höherem Serumkalziumspiegel nimmt die Stoffwechseleffektivität des Parathormons ab. Zudem wird über einen direkten Feed-back-Mechanismus bei Zunahme des Serumkalziums die Ausschüttung von Parathormon aus der Nebenschilddrüse inhibiert. Das Parathormon kann seine Wirkungen am Knochen nur in Anwesenheit von Vitamin D voll entfalten.

Unterschieden wird pathophysiologisch zwischen einem primären, sekundären und tertiären HPT. Ein primärer HPT entspricht einer primären Erkrankung der Nebenschilddrüse mit vermehrter Parathormonbildung durch solitäre Adenome (80%), Hyperplasie der Epithelkörperchen (15%) oder selten bei Karzinomen der Epithelkörperchen oder im Rahmen eines MEN Typ IIa (multiple endokrine Neoplasien Typ II). Die MEN IIa besteht im Vollbild aus einem medullären Schilddrüsenkarzinom, Phäochromozytom und HPT.

Der sekundäre HPT entsteht regulativ, wenn durch eine nicht parathyreogene Erkrankung der Serumkalziumspiegel sinkt. Meist handelt es sich um einen renalen sekundären HPT; der Serumkalziumspiegel des niereninsuffizienten Menschen sinkt durch den Abfall des Vitamin D_3, die Nebenschilddrüse reagiert mit einer erhöhten Ausschüttung von Parathormon. Ein sekundärer HPT bei normaler Nierenfunktion findet sich bei enteralen Erkrankungen (z. B. Malassimilation von Kalzium oder fettlöslichem Vitamin D) oder Hepatopathien (z. B. Leberzirrhose mit gestörtem Vitamin-D-Metabolismus, Cholestase mit gestörter Resorption des fettlöslichen Vitamins) und schließlich kutanen Vitamin-D-Synthesestörungen (fehlende UV-Lichtexposition). Auch eine gestörte Phosphatausscheidung (Phosphatstau) kann einen sHPT auslösen.

Von einem tertiären HPT spricht man, wenn sich im Verlauf eines sekundären HPT eine Hyperkalzämie entwickelt. Der tertiäre HPT ist der Endzustand eines sekundären HPT mit nicht mehr regulierbarer, autonomer Epithelkörperchenüberfunktion. Die klassische klinische Diagnose („Stein-Bein-Magen-Pein" mit Nephrolithiasis, Osteoklastenaktivierung und negativer Knochenbilanz, Ulcera duodeni/ventriculi) ist heute selten geworden. Durch die Labordiagnostik (Kalzium, Phosphat in Serum und Urin, Parathormon, alkalische Phosphatase, Kreatinin, Vitamin $1,25(OH)_2D_3$) wird das Krankheitsbild heute wesentlich früher diagnostiziert. Der Serumkalziumspiegel ist nur beim primären und tertiären HPT erhöht, beim sekundären HPT jedoch normal oder erniedrigt.

Die bahnbrechenden Arbeiten von Delling (1989; s. a. Freyschmidt 1993) über die Histomorphologie des HPT sollen im folgenden als kurzes Fazit zusammengefaßt werden: etwa 90% der Fälle mit primärem HPT zeigen histologisch eine intakte Spongiosastruktur. Zwar ist die Zahl der Osteoklasten erhöht, ihre Resorptionstiefe jedoch nur gering. Gleichzeitig fand Delling überraschenderweise eine Zunahme der Osteoblasten und des Osteoids. Die Funktion der Osteoblasten ist im Gegensatz zu den Osteoklasten vermehrt. Die trabekuläre Knochenmasse nimmt zu. Bei 50% der Fälle kommt es zur zusätzlichen Endostfibrose. Nur bei 4% der Fälle fand Delling solch schwere Knochenveränderungen, wie sie von Recklinghausen vor 100 Jahren als Ostitis fibrosa cystica generalisata beschrieb. Die

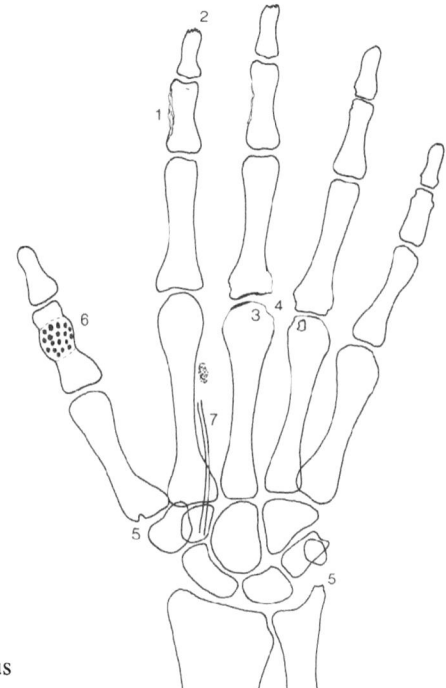

Abb. 36. Hyperparathyreoidismus
(Erklärung s. Text)

Dellingschen Befunde stützen die Hypothese, daß in einer sich
vielleicht über Jahre hinziehenden Frühphase des primären HPT eine
vermehrte Knochenmasse ensteht. (Osteoblasten verfügen über stimulierende anabole Rezeptoren für Parathormon). Erst wenn der
HPT über längere Zeit an der Osteoblasten-Osteoklasten-Funktions-
einheit entkoppelnd wirkt, kann es zum Abbau des Skeletts kommen.
Die Dellingschen Untersuchungen wurden zum größten Teil an
Beckenkammbiopsien gewonnen.

Die Röntgenbefunde am Handskelett *(Abb. 36)*

Die subperiostale Knochenresorption durch Osteoklastenaktivierung
fällt in der Regel zuerst an der radialseitigen Kompakta der Mittelphalangen auf. Die Kompakta ist arrodiert, aufgeblättert, lamellär
disseziert, zystisch, tunneliert und unscharf *(1)*. Die Knochenstruktur
ist verwaschen, die Trabekel verlieren ihre Schärfe, der Kalksalzgehalt

ist diffus vermindert. Es finden sich akrale Osteolysen *(2)*, arrodierte Endphalangen und Griffelfortsätze. Die Kortikalislinie der Nagelfortsätze ist bei Lupenbetrachtung frühzeitig unterbrochen und gezähnelt. An den Gelenken der Hand fällt die Ausdünnung oder Auslöschung der Grenzlamelle auf *(3)*, schließlich Erosionen und Usuren. Durch Einbrüche des demineralisierten artikulierenden Knochens entstehen arthritoide Bilder *(4)*, zumal Gelenkergüsse und reaktive Synovialitiden das Bild weiter verwirren können. Betroffen sind besonders die distalen Interphalangealgelenke der vierten und fünften Finger beidseits symmetrisch, gefolgt von den MCP-Gelenken.

Sekundäre Arthrosezeichen sind zusätzlich möglich. An mechanisch belasteten Sehnenansätzen sind Insertionsdystrophien durch parathyreoidalen Knochenabbau häufig *(5)*.

Bei 15% des primären HPT werden resorptive osteoklastäre Riesenzellgranulome („braune Tumoren") gefunden; diese diaphysär gelegenen Osteolysen treiben die Knochen spindelförmig kolbig auf, die Kortikalis bleibt sehr lange erhalten, eine Periostreaktion ist selten. Im Innern der Osteolyse findet sich meist eine diskrete wolkige Strukturverdichtung (alte Einblutungen) ohne regelrechte Binnenstruktur *(6)*. Riesenzellgranulome bei einem sekundären HPT sind selten (1,5% der Patienten).

Weichteilverkalkungen, Chondrokalzinosen, Arterienverkalkungen und subkutane Kalkablagerungen sind v. a. Zeichen des sekundären HPT *(7)*. Ein HPT vor Abschluß der Skelettreife hat verheerende Wirkungen auf die Wachstumsfugenzone, der Knochen wird abgebaut, die Chondrozyten verlieren ihre regelrechte Lageanordnung, das Längenwachstum wird bleibend gestört, Epiphysenlösungen an mechanisch belasteten Röhrenknochen und pathologische Metaphysenfrakturen können resultieren. Radiologisch kann die Epiphysenfuge verbreitert oder aber bis zum verfrühten Fugenschluß verschmälert sein.

In einem beträchtlichen Teil der Fälle mit nachgewiesenen Veränderungen am Handskelett stellt sich das übrige Skelett unauffällig dar (Wert der Handaufnahme). Eine feste Korrelation zwischen der Demineralisation am Stamm- und Gliedmaßenskelett existiert zumindest bei Frühformen nicht.

Differentialdiagnostische Hinweise

Die Abgrenzung zu weiteren osteopenischen Knochenerkrankungen gelingt weiterhin durch die Analyse der radiologischen Feinstruktur der Skelettelemente der Hand. In der Lupenvergrößerung erkennt man bei einem Hyperparathyreoidismuspatient die besprochene Aufblätterung und Dissektion der Kortikalis, die ausgefranste Unschärfe der Kortikalis zur Markhöhle hin, die grobsträhnigere Spongiosazeichnung und vergröberte Strukturdetails. Bei einer Osteomalazie (s. S. 69) sehen wir hingegen eine verwaschene Unschärfe der Spongiosastruktur, eine unscharf begrenzte und verschmälerte Kortikalis, Knochenverbiegungen und Umbauzonen an größeren Röhrenknochen (distaler Radius). Das Osteoporoseskelett zeigt eine ebenso verschmälerte Kortikalis, sie ist jedoch scharf berandet und akzentuiert, wie mit dem Bleistift nachgezogen. Durch die Resorption ist die Zahl der Knochenbälkchen rarefiziert. Strukturdetails lassen sich gut abgrenzen.

Im Szintigramm fällt bei der Vollform des HPT die massive Tracereinlagerung in das Skelett auf („Superscan"). Ektope Adenome können mittels einer Thallium-Technetium-Subtraktionsszintigraphie lokalisiert werden.

Der Hypoparathyreoidismus sei wegen seines seltenen Auftretens nur kurz gestreift. In seiner angeborenen Form mit Unterfunktion der Nebenschilddrüsen kommt es zum Minderwuchs und Verminderung der Knochenmasse, Verkalkungen der Wirbelsäulenligamente, Zahnentwicklungsstörungen etc. Manifestationen am Handskelett sollen Phalangenverkürzungen, homogene Knochenverdichtung und verkalkte Sehneninsertionen sein. Beim erworbenen Hypoparathyreoidismus (z. B. nach Struma-OP) kommt es durch herabgesetzten endostalen Knochenumbau zu einer radiologisch erst nach Jahren faßbaren Osteopenie.

Dem Pseudohypoparathyreoidismus (5 verschiedene Formen) liegt eine Resistenz der verschiedenen Parathormonrezeptoren zugrunde. Je nach resistentem Rezeptortyp enstehen z. T. sehr verschiedene Krankheitsbilder. Eine Übersicht findet sich bei Freyschmidt (1993). Die häufigste Form (M. Albright) zeigt wichtige Veränderungen am Handskelett. Die kleinwüchsigen Patienten fallen mit Verkürzungen insbesondere der Metakarpalia I, IV und V auf. Die Epiphysen sind aufgetrieben und dysplastisch. Laborchemisch haben die Patienten eine Hypokalzämie, Hyperphosphatämie und hohe Parathormonspiegel. Es liegt sowohl eine Resistenz der Nieren als auch des Skeletts gegen das biologisch potente Parathormon vor.

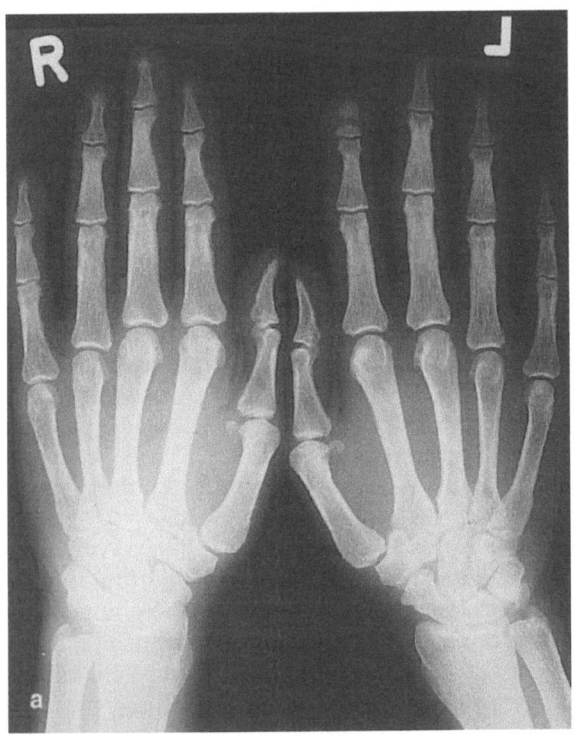

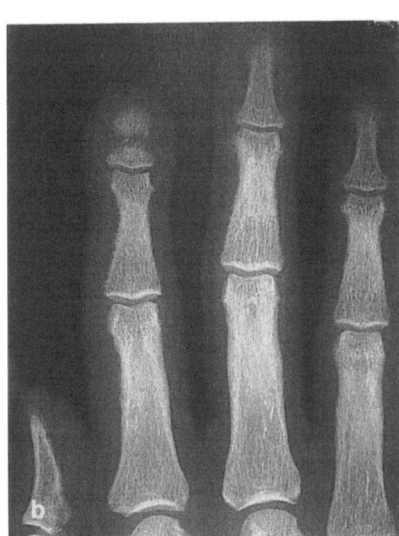

Abb. 37a,b. Übersichtsaufnahme
(a) und Detailausschnitt **(b)**
einer Röntgenabbildung
eines Patienten mit primärem
HPT. Die Kompakta der
Phalangen ist unscharf und
radialseitig aufgeblättert. zarte
Akroosteolysen. Unschärfe der
Trabekelstruktur

Rachitis, Osteomalazie und renale Osteopathie

Rachitis wird nach aktueller Definition eine gestörte Mineralisation und Desorganisation der Wachstumsfuge des Knochens genannt. Osteomalazie hingegen ist eine mangelnde oder verlangsamte Mineralisation von Osteoid. Normalerweise beträgt das Zeitintervall zwischen Osteoidsynthese und Mineralisation 5–10 Tage. Bei Osteomalaziepatienten verlängert sich dieses Intervall auf mehrere Monate. Beim Kind kommen beide Defekte simultan vor, beim skelettreifen Menschen nach Epiphysenfugenschluß kann lediglich noch die Malazie auftreten.

Verantwortlich für diese Knochenveränderungen sind eine Reihe von Bedingungen. Wichtigste Ursache ist ein Mangel an stoffwechselaktivem Vitamin D. Das aktive Vitamin D erhöht physiologischerweise die intestinale Absorption von Kalzium und Phosphaten im proximalen Dünndarm. Zudem forciert Vitamin D die renale tubuläre Reabsorption von Kalzium. Ätiologisch sind bei der Rachitis und Malazie sowohl Vitamin-D-Mangelzustände (z. B. Malabsorption, Diätfehler) als auch Vitamin-D-Stoffwechselanomalien (angeborene Vitamin-D-abhängige Rachitis Typ I und II) bekannt. Die aufwendige Vitamin-D-Transformation im Organismus kann biochemisch auf kutaner, hepatischer oder renaler Ebene gestört sein. In der Laboruntersuchung fällt evtl. eine Hypokalzämie, meist jedoch eine erhöhte alkalische Phosphatase (knochenspezifisches Isoenzym) auf. Zur Differenzierung, auf welcher Syntheseebene die Vitamin-Stoffwechselstörung auftritt, kann jedes Synthesezwischenprodukt quantitativ im Serum bestimmt werden.

Neben diesen häufigeren Vitamin-D-assoziierten Osteomalazien sind allerdings noch weitere Rachitis- und Osteomalazieursachen beschrieben worden. Hierzu zählen renale proximaltubuläre Störungen mit einer erhöhten Clearance für Phosphat und nachfolgender Hypophosphatämie. Eine Phosphatverarmung alleine kann eine Osteomalazie verursachen. Tritt diese Funktionsstörung im Kindesalter auf, wird sie als Phosphatdiabetes oder Vitamin-D-resistente Rachitis klassifiziert. Betrifft die proximaltubuläre Störung zusätzlich den renalen Glukose-, Aminosäure- und Harnsäuretransport, spricht man von einem de-Toni-Debre-Fanconi-Syndrom. Auch eine chronische azidotische Stoffwechsellage führt zu Rachitis und Osteomalazie (z. B. chronische renale tubuläre Azidose, sekundäre Formen der renalen Azidose). Die angeborene Hypophosphatäsie kann sich im Kindesalter als Rachitis, in der Erwachsenenform als Osteomalazie manifestieren. Ursächlich ist ein autosomal rezessiv vererbter Mangel an alkalischer Phosphatase.

Seltenere Ursachen einer Rachitis oder Malazie seien noch kursorisch aufgezählt: M. Wilson, Zystinosis, Glykogenosen, Tyrosinämie, Recklinghausen-Neurofibromatose, Kadmium-, Aluminium- oder Fluorintoxikation, Diphosphonatbehandlung, Antikonvulsiva-Therapie, Tumoren (sklerosierende Hämangiome, nichtossifizierende Fibrome, Osteoblastome, Riesenzelltumoren), Antazidatherapie, fibröse Dysplasie; Malabsorption von Vitamin D durch mangelnde Fettaufbereitung wie Lipasemangel, chronische Pankreatitis, fehlende Gallensäuren bei biliärer Zirrhose; Postgastrektomiesyndrom; mangelnde Resorption im Dünndarm bei M. Crohn, Zöliakie, Amyloidose, Sklerodermie, postoperativ.

Neuere Untersuchungen zeigen eine scheinbar widersprüchliche Wirkung des Vitamin D auf den Knochen. In niederer und mittlerer Dosierung fördert es über eine Osteoblastenstimulierung die Verkalkung des unverkalkten Osteoids. In höherer Dosierung stimuliert es den Knochenabbau (indirekte Wirkung?) und führt zur Hyperkalzämie.

Im Labor fällt bei ausgeprägten Fällen eine Erhöhung der alkalischen Phosphatase auf. Das Serumkalzium ist unspezifisch verändert, meist erniedrigt oder normal. Klinisch fallen die Patienten mit Rückenschmerzen auf. Die endgültige Diagnose erbringt die Beckenkammbiopsie.

Röntgenzeichen der Rachitis am Handskelett (Abb. 38a)

Die radiologischen Schlüsselzeichen finden sich in den Regionen stärksten Wachstums, also in den Meta- und Epiphysen. Die unzureichende desorganisierte Mineralisation der Wachstumszone drückt sich in einer becherförmigen Verbreiterung der Metaphyse aus (1). Die Wachstumsfuge ist verbreitert (2), die Metaphysen ähneln einem „Trümmerfeld".

Röntgenzeichen der Osteomalazie (Abb. 38b)

- Akroosteolysen (3),
- unscharfe, verwaschene Spongiosastruktur (Radiergummiphänomen),
- diffuse, homogene Dichteabnahme des „Mattglasknochen",

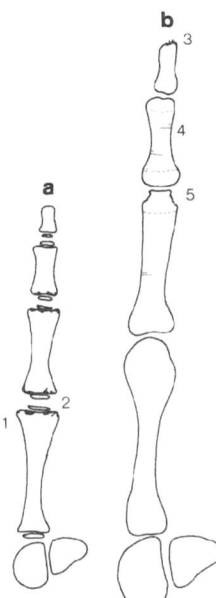

Abb. 38. Rachitis (I) und Osteomalazie
(II; Erklärung s. Text)

- diffus osteopenischer Knochen, ausgedünnte Kortikalis, bilateral symmetrische Loosersche Umbauzonen *(4)*, also radiologisch sichtbare feine Aufhellungslinien im Sinne von chronischen Frakturen; diese kortikalen Dauerfissuren bzw. Frakturen werden durch einen Osteoidkallus zusammengehalten (Pseudarthrose);
- verdünnte oder defekte subchondrale Grenzlamelle *(5)* bis hin zu Erosionen und Usuren, sekundären Arthrosezeichen,
- verwaschene Knochenstruktur, feine intrakortikale Streifungen der Phalangenkortikalis durch Erweiterung der Haverskanäle (60% der Patienten).

Die (bilateral) symmetrisch angeordneten Looser-Zonen werden auch nach Milkman benannt (sog. Milkman-Syndrom). An der Ulna fallen sie im proximalen, am Radius im distalen Schaftdrittel auf. Am Handskelett sind die Daumenphalangen bevorzugt betroffen.

Die renale Osteopathie im Rahmen einer dekompensierten oder terminalen, urämischen Niereninsuffizienz zeigt radiologisch ein Mischbild aus einer Osteomalazie, eines sekundären (tertiären) Hyperparathyreoidismus und im Kindesalter einer Rachitis. Weitere zur Zeit diskutierte Faktoren sind die Auswirkungen der chronischen metabolischen Azidose, des schlechteren Ernährungsstatus, der Steroidtherapie und Aluminiumintoxikation. Durch die Einführung der Dauerdialyse können Patienten die terminale Niereninsuffizienz lange überleben, dementsprechend sieht der Radiologe heute mehr renale Osteopathien.

Einige Besonderheiten am Handskelett von Dialysepatienten:

1. Gefäß- und Weichteilverkalkungen. Das Ausmaß der irreversiblen Gefäßverkalkungen (A. radialis) korreliert mit der Dauer der Dialysebehandlung.
2. Dialysearthropathie und Dialysearthritis, eine schmerzhafte Mono-, Oligo- oder polytope Arthritis mit Weichteilschwellung.
3. Zeichen der Aluminiumakkumulation sollen eine erhöhte Frakturanfälligkeit, eine Neigung zu avaskulären Knochennekrosen, eine Minderung der subperiostalen Knochenresorption und schließlich die Neigung zu periostalen Reaktionen sein. Pathoanatomisch soll eingelagertes Aluminium die Mineralisation von neugebildetem Osteoid blockieren. Durch moderne Dialysetechniken konnte das Problem der Aluminiumintoxikation gelöst werden, so daß zukünftig entsprechende Skelettbilder seltener werden dürften.

Zeichen der Amyloidose, sekundären Gichtarthropathie und Chondrokalzinose werden in anderen Kapiteln abgehandelt. Eine Übersicht über die wichtigsten Röntgenzeichen der generalisierten Osteopenien finden sich in Tabelle 1.

Bei jeder Osteopenie junger Menschen ist neben endokrinen bzw. metabolen Krankheitsbildern auch an eine Mastozytose zu denken.

Tabelle 1. Differentialdiagnostische Übersicht der wichtigsten generalisierten Osteopenien

Anatomische Struktur	Osteoporose	Osteomalazie	Hyperpara-thyreoidismus
Spongiosa	verdünnt, resorbiert	verwaschen	grobsträhnig
Kortikalis	verschmälert, glatt begrenzt	verschmälert, unscharf	aufgeblättert, ausgefranst
Strukturdetail	scharf gezeichnet	unscharf	vergröbert
Statik	Frakturen	Verbiegungen Looser-Zonen	kleine Einbrüche, selten Frakturen

Differentialdiagnostisch sind bei einer Osteopenie mit Spongiosaunschärfe auch an rasch verlaufende Osteoporoseformen zu denken (z. B. Kortisonosteopathie, High-turnover-Osteoporose).

Multizentrische Retikulohistiozytose, M. Gaucher, M. Niemann-Pick, eosinophiles Knochengranulom, Mastozytose

Die multizentrische Retikulohistiozytose ist eine Systemerkrankung, bei der sich in der Haut, in den Schleimhäuten, in den Sehnenscheiden und Sehnenansätzen und schließlich auch in der Synovialis ein Lipid in abnorm proliferierten Histiozyten ansammelt. Meist tritt die Osteoarthritis vor den Hautsymptomen auf, die aus gelbrotbraunen periartikulär lokalisierten Papeln und Noduli bestehen. Histologisch findet man im Gelenkkavum ein äußerst aggressives, riesenzellhaltiges Granulationsgewebe mit oder ohne Histiozyten, das den Knorpel und Knochen ausgeprägt arrodiert.

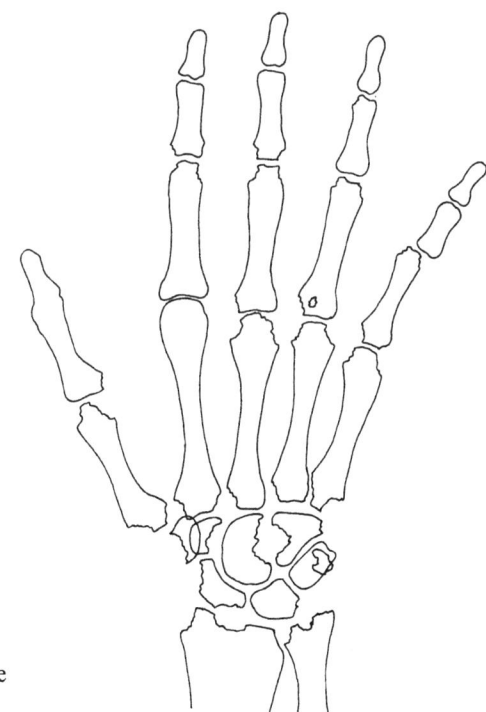

Abb. 39. Retikulohistiozytose
(Erklärung s. Text)

Röntgenzeichen

Bilateral-symmetrische Arthritis an allen Gelenken der Hand ohne bestimmte Dominanz (im Gegensatz zur rheumatoiden Arthritis mit dominantem Befall der MCP-, Karpal- und PIP-Gelenke). Das Krankheitsbild verläuft rasch progredient und erreicht innerhalb weniger Jahre das Mutilitätsstadium. Durch die ausgedehnte subchondrale Knochenresorption kann radiologisch eine „Erweiterung" des Gelenkspaltes sichtbar sein, das aggressive Granulationsgewebe kann ebenso auch zu juxtaartikulären Konturdefekten außerhalb des Gelenkkapselansatzes führen. Ein weiterer Gegensatz zur rheumatoiden Arthritis ist das Fehlen einer stärkeren gelenkbezogenen Demineralisation auch im Stadium schwerer Erosionen und Konturdefekte. Ein weiteres Mißverhältnis besteht zwischen der Schwere der Gelenkveränderungen und den relativ geringen klinischen Beschwerden.

Der M. Gaucher *(Abb. 41a)* ist eine Speicherkrankheit mit Deposition von Kerasin in den Zellen des retikulohistiozytären Systems, wobei auch die Retikulozyten des Knochenmarks betroffen sind. Frauen sowie Aschkenasim sind häufiger betroffen. Zugrunde liegt eine autosomal rezessiv vererbte Enzymstörung mit Abbauhemmung der Glukozerebroside im Kindes-, Jugend- oder auch erst im Erwachsenenalter. Der beweisende histologische Befund ist der Nachweis von Gaucher-Zellen; sie können im RES und im peripheren Blut mittels Spezialfärbungen nachgewiesen werden. Die weitaus häufigste Form ist die adulte Form (Typ I); sie beginnt im 1. oder 2. Lebensjahrzehnt, die Patienten erreichen ein normales Alter. Klinisch sind eine Hepatosplenomegalie (fast 100% der Patienten), Knochenschmerzen und Blutungsübel infolge einer Thrombozytämie auffällig.

Das Zerebrosid wird im Knochen, in der Leber und in der Milz abgelagert. Beim „ossären M. Gaucher" ist histologisch eine Proliferation der retikulozytären Zellelemente im Knochenmark evident. Die Splenektomie soll die ossären Symptome forcieren. In der Nähe dieser „Gaucherschen Schaumzellen" werden die Knochentrabekel initial resorbiert (radiologisch fleckige Osteoporose), später bewirkt die Proliferation dieser Zellen eine umschriebene fleckige Osteolyse („Pseudoosteomyelitis") mit irregulärem Spongiosanetzwerk, und schließlich komprimieren diese wuchernden Zellkonglomerate die intraossären Blutgefäße mit nachfolgenden subartikulären, diaphysären Knocheninfarkten und Sklerosen. Wichtigste Prädeliktionsstelle ist der infarktgefährdete Hüftkopf. Schlüssel zur Diagnose sind neben dem Nachweis von Gaucherzellen im Knochenmark die Röntgenauf-

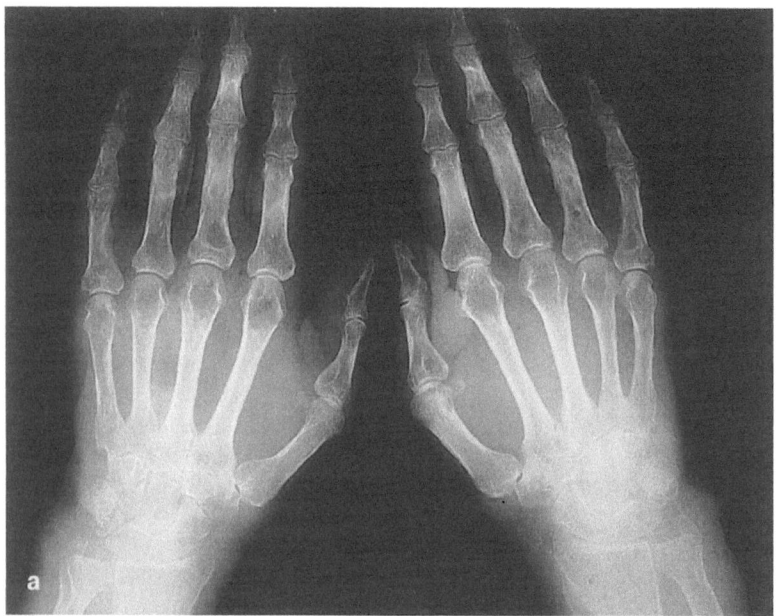

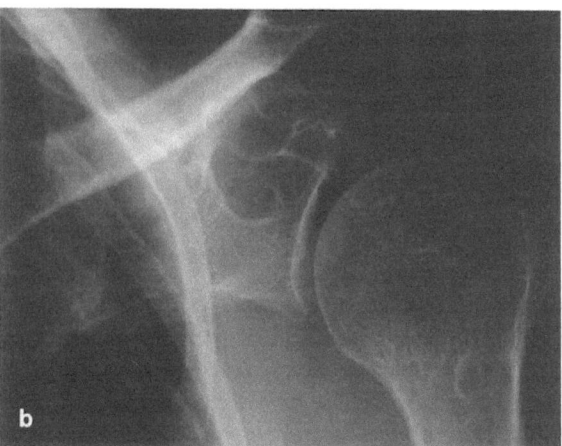

Abb. 40a,b. Patientin mit multizentrischer Retikulohistiozyste mit Befall des Handskeletts **(a)** und der Schultern **(b)**. Mehr als am Handskelett war bei dieser Patientin das Schultergelenk von der grob osteolytischen, relativ schmerzlosen Osteopathie befallen. Die gelenknahe Demineralisation des Rheumatikers fehlt

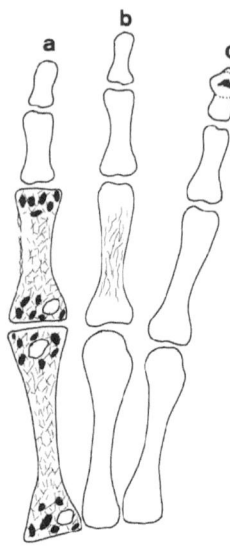

Abb. 41a–c. M. Gaucher, Mastozytose, Knochengranulom (Erklärung s. Text)

nahme von Hand und Femur. Die Femuraufnahme zeigt neben der möglichen Hüftkopfnekrose vor allem die erlenmeyerkolbenähnliche Auftreibung des distalen Femurs. Pathologische Frakturen sind häufig.

Röntgenzeichen am Handskelett *(Abb. 41a)*

Der ossäre M. Gaucher befällt an der Hand bevorzugt die Phalangen und Metakarpalia. Die initiale Osteoporose weicht bald den fleckigen Osteolyseherden und einer insgesamt vergröberten Knochenstruktur (Honigwabenzeichen), die Kortikalis erscheint perforiert, aufgeblättert („Blätterteigzeichen") oder verdickt. Die Metaphysen werden aufgetrieben (Erlenmeyerkolbenzeichen) bzw. kleine Röhrenknochen auch kastenförmig aufgetrieben (Markraumerweiterung). Schließlich resultieren pathologische Frakturen. Diaphysäre Sklerosierungen und ein „Knochen-im-Knochen"-Bild sind das radiologische Korrelat der Knocheninfarkte.

Klinisch und radiologisch ist bei Kindern differentialdiagnostisch an eine Niemann-Pick-Erkrankung zu denken. Diese Abnormalität des Sphingomyelinmetabolismus betrifft ebenso Leber und Milz. Der Knochen ist morphologisch ähnlich dem M. Gaucher verändert. Auch hier sind die meisten Patienten aschkenasischer Abstammung. Die Differentialdiagnose gelingt radiologisch mittels der Thoraxaufnahme: Niemann-Pick-Patienten zeigen praktisch immer noduläre interstitielle Lungeninfiltrate. Die Prognose aller Niemann-Pick-Krankheitsformen ist fatal. Die Kinder sind körperlich und geistig retardiert.

Eine andere Gruppe von Speicherkrankheiten, die Glykogenspeicherkrankheiten, können am Handskelett z. T. morphologisch dem M. Gaucher ähnliche Röntgenveränderungen verursachen. Skelettveränderungen findet man insbesondere beim Typ I (M. Gierke, Glukose-6-Phosphatasemangel). Auch hier ist der Markraum der Phalangen und Metakarpalia aufgetrieben und das Spongiosamuster wabig vergröbert. Die Knochendichte ist diffus vermindert. Einzelheiten über die allgemeinen Knochenmanifestationen sämtlicher Glykogenspeicherkrankheiten findet man bei Miller et al. (1979).

Über den M. Fabry, eine weitere Lipidspeicherkrankheit, s. a. unter Differentialdiagnosen der Arthrose, S. 49

Mastozytose *(Abb. 41b)*

Die Gewebsmastzellen sind Abkömmlinge des adventitiellen Mesenchyms. Es sind große, zytoplasmareiche Zellen mit groben Granula, die Histamin und Heparin enthalten. Eine systemische Vermehrung der Mastzellen kann zu Skelettveränderungen führen. Lennert (zitiert nach Schinz et al. 1991) gibt eine Reihe von Krankheitsbildern mit Mastzellvermehrung an, so die gutartige Mastozytose mit Urticaria pigmentosa mit oder ohne Skelettveränderungen, das gutartige Mastozytom der Haut ohne Generalisationszeichen und auch die maligne Mastozytose mit Übergang in die Mastozytenleukämie. Die Urticaria pigmentosa zeigt charakteristische kutane Effloreszensen, die kutanen Mastzellen degranulieren auf mechanischen oder thermischen Reiz und setzen Histamin frei. Die urtikarielle Eruption geht mit Quaddelbildung und Flush-Symptomatik einher. Laborchemisch fällt der erhöhte Histaminspiegel in Blut und Urin auf. Der histologische Beweis erfolgt mittels Hautbiopsie und Aspirationsbiopsie des Knochenmarks. Tritt eine Knochenmastozytose ohne Urticaria auf, soll das Risiko für die Entwicklung einer Mastzelleukämie erhöht sein.

Normalerweise liegen die Mastozyten in lockerer Verteilung im Knochenmark. Die Lokalisation deckt sich mit der Ausbreitung des blutbildenden Marks beim Erwachsenen (Stammskelett, Schädel, Becken, Rippen, lange Röhrenknochen). Pathologisch proliferierte

Mastzellhaufen liegen als „Mastzellgranulome" in den Buchten verdrängter Spongiosatrabekel und perivasal. Die Mastozytenhaufen induzieren die Bildung eines intraossären kollagenreichen Bindegewebes, das schließlich metaplastisch in Faserknochen überführt wird. Dieser Pathomechanismus erklärt die röntgenologischen Befunde einer Vermehrung und irregulären Verdickung der Spongiosatrabekel. Die Spongiosa erhält eine ungeordnete Trabekelarchitektur ohne Berücksichtigung der sonst vorherrschenden axialsträhnigen Trabekelausrichtung in der Druck- und Zuglinie. Das Spongiosagitter ist engmaschiger und in sich jedoch vielfach frakturiert (im Gegensatz zum M. Paget; hier ist das engmaschigere Spongiosagitter vielfach verbogen und gekrümmt, jedoch nicht frakturiert). Die Umstrukturierung geht langsam vor sich und beansprucht Jahre. Die kleinen Röhrenknochen der Hand zeigen eine verwaschene, z. T. exzessive Spongiosasklerose, die von diaphysär bis weit in die Metaphysen eindringen kann (Elfenbeinfinger). Die Kortikalis ist an dem ganzen Prozeß unbeteiligt. Diese Diskrepanz zwischen der unbeteiligten Kortikalis und der sklerosierten, verwaschenen Spongiosa ist für die Diagnose entscheidend. Differentialdiagnostisch sollte zum Ausschluß einer Osteomyelosklerose eine Blutbildveränderung unwahrscheinlich gemacht werden. Eine Fluorose ist anamnestisch auszuschließen.

Reaktives Knochengranulom (Riesenzellreaktion) der kurzen Röhrenknochen (Abb. 41c)

Die Folge einer traumatischen Knochenschädigung kurzer Röhrenknochen kann ein benignes, reaktives Riesenzellgranulom im Markraum des Knochens sein. Diese osteoklastären Riesenzellen verursachen eine zystische Osteolyse mit spindeliger Auftreibung des Knochens. Eine Periostreaktion kommt nicht vor, hingegen kann die Kortikalisschale ausgedünnt und durchbrochen werden. Im Innern der Osteolyse finden sich mitunter kleine Zysten sowie streifige Verdichtungen, dies als Hinweis für eine Knochenneubildung. Klinisch geht die Riesenzellreaktion mit lokalen Schmerzen, Weichteilschwellungen und lokaler Knochendestruktion einher und ist differentialdiagnostisch recht schwierig von einem Malignom zu unterscheiden.

Ein weiteres Knochengranulom ist das eosinophile Knochengranulom. Dieses Krankheitsbild aus der Familie der Histiozytosen betrifft nur sehr selten das Handskelett. Die lokale osteolytische Knochenläsion wird durch die Wucherung eines histiozytären Granulationsgewebes mit unterschiedlichem Gehalt an eosinophilen Granulozyten hervorgerufen. Pathogenetisch leiten sich diese proliferierenden Histiozyten von den Langerhans-Zellen der Haut ab (Oberflächenzellmarker CD-68-positiv). Alle Altersstufen können betroffen sein; vorwiegend manifestiert sich das Leiden bei Kindern. Die Herde werden zumeist im Schädelskelett und in der Femurmetaphyse gefunden, uns liegt ein Fall eines Fingerbefalls (Rarität) vor. Radiologisch imponiert die schmerzhafte und rasch wachsende Osteolyse als zystenartige Aufhellung im Knochenschaft. Die Läsion ist scharf begrenzt, greift die Kortikalis von innen her an und verursacht keine Randsklerose („Stanzdefekt"). Periostreaktionen können fehlen. Laborchemisch faßbare Veränderungen fehlen. Die Mehrzahl der Fälle verläuft asymptomatisch, die Herde werden oft zufällig im Rahmen eines Traumas gefunden.

Die Prognose des Leidens ist gut, Spontanheilungen nicht selten. Die Krankheitsfamilie der Histiozytosen umfaßt eine Reihe von Krankheitsbildern wie z. B. die uni- und multifokalen eosinophilen Granulome, den M. Erdheim-Chester, den chronisch verlaufenden M. Hand-Schüller-Christian und seine maligne Variante M. Abt-Letterer-Siwe. Der Übergang eines eosinophilen Knochengranuloms in solch eine andere Ausprägungsform der Histiozytosefamilie mit schlechterer Prognose ist möglich und wird klinisch diagnostiziert. Bergholz (1979) schlägt eine einfachere Unterteilung der Histiozytosefamilie vor. Diese klinische Einteilung unterscheidet zwischen der chronischen-fokalen Form, die solitär oder multizentrisch verläuft, und einer akut disseminiert verlaufenden Form.

Akromegalie (Hyperpituitarismus)

Ein somatotropes Adenom des Hypophysenvorderlappens sezerniert unphysiologisch große Mengen des Wachstumshormon STH. Vor Abschluß der Skelettreife führen solche Hormonüberproduktionen zum Riesenwuchs (Gigantismus). Nach der Skelettreife kommt es zur allmählichen Akro- und Viszeromegalie. Das klinische Leitsymptom ist die Vergrößerung von Händen, Füßen, Schädel, Zunge, inneren Organen und die Vergröberung der Physiognomie. Neben der direkten Hormonbestimmung des STH stützen bildgebende Verfahren die Diagnose weiter ab. Das Thoraxübersichtsbild zeigt die Kardiomegalie, die Sonographie die Splanchnomegalie, die Schädelaufnahme die Vergrößerung der Nasennebenhöhlen und des Schädelumfangs sowie

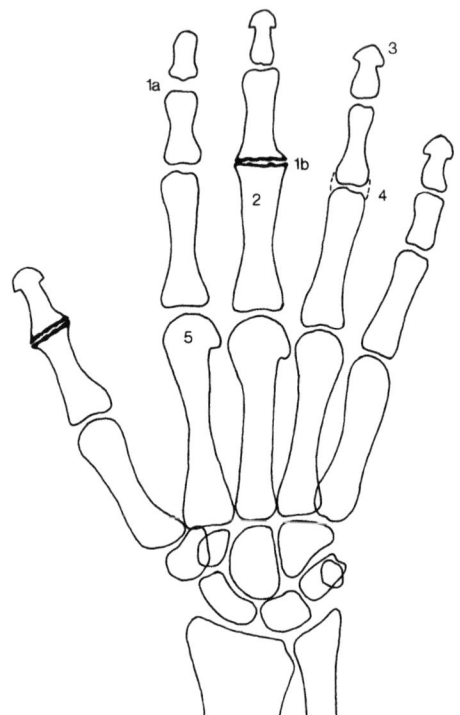

Abb. 42. Akromegalie
(Erklärung s. Text)

die Sellaexkavation. Das Adenom kann in der MRT sichtbar gemacht werden. Die Weichteilschwellung ist auf einer seitlichen Aufnahme des Kalkaneus zu beurteilen, der Fersenweichteilschatten wird dicker als 25 mm. Die LWS-Aufnahme zeigt eine Höhenzunahme der Bandscheiben, eine ventrale Wirbelkörperdickenzunahme und grobe Spondylophytenbildung. Die klinische Erscheinung der manuellen Akromegalie mit Gelenkschmerzen, Morgensteifigkeit und Gelenkergüssen verführen den Unerfahrenen zur Diagnose der rheumatoiden Arthritis.

Röntgensymptome am Handskelett

Die Proliferation des minderwertigen akromegalen Gelenkknorpels führt zunächst zu einer Erweiterung des radiologischen Gelenkspaltes *(1a)*, dieser Knorpel neigt aber aufgrund seiner geringeren Belastbarkeit zur baldigen Dissektion und zum vorzeitigen Verschleiß und letztlich radiologisch zum Arthrosebild der betroffenen Gelenke *(1b)*. Während die Knochenlänge der kleinen Röhrenknochen (Metakarpalia und Phalangen) gleich bleibt, nimmt deren Dicke unförmig zu *(2)*, an den Nagelfortsätzen der Endphalangen entstehen ankerförmige Knochenansätze (Spatenzeichen, *3*) und zudem osteophytenähnliche Kapselansatzverkalkungen *(4)*. Die Metakarpalköpfchen entwickeln nasenartige Knochenanbauten *(5)*, gleichzeitig ist die Binnenstruktur der Metakarpalköpfchen grobsträhniger konfiguriert. Die Verdickung der Sehnen kann zum Karpaltunnelsyndrom führen.

Pierre-Marie-Bamberger-Syndrom

Diese besondere Verlaufsform der Periostitis ossificans entsteht häufig im Verlauf von chronischen Lungen- und Herzerkrankungen, so werden als Ursachen Bronchialkarzinome, chronische Bronchitiden, Lungenmetastasen, Bronchiektasien, zyanotische Herzfehler und Gefäßanomalien angeschuldigt. Einige Fallberichte bei hepatischen und gastrointestinalen Krankheitsbildern in Assoziation mit dem Marie-Bamberger-Syndrom sind bekanntgeworden (z. B. Leberzirrhose, M. Crohn, Leberkarzinome, Ösophaguskarzinom).

Die kurzen und langen Röhrenknochen zeigen symmetrische Verdickungen durch schalige, baumrindengleiche periostale Knochenneubildungen, besonders diaphysär und etwas weniger breit epimetaphysär ausgeprägt. Die Knochenenden bleiben ausgespart. Die äußerlich rauhe periostale Knochenschale ist durch einen schmalen Spalt von der Kortikalis getrennt. Histologisch handelt es sich um ein verbreitertes Periost aus Bindegewebe, in der sich lamelläre Schichten neuer Knochenbälkchen ausdifferenzieren. Die angrenzende Kortikalis wird durch resorptive Vorgänge spongiosiert. Klinisch fallen die Hände oft durch Uhrglasnägel, Trommelschlegelfinger und Hyperhidrosis auf. Arthralgieforme Beschwerden mit Gelenkschmerzen und Morgensteifigkeit kommen vor. Nach Entfernung der Grundursache kann sich der Periostknochen, besonders bei Jugendlichen, im Lauf von Monaten zurückbilden.

Röntgenzeichen

Schalige periostale Verdickungen der kleinen Röhrenknochen der Hand, besonders diaphysär ausgeprägt, meist symmetrisch angeord-

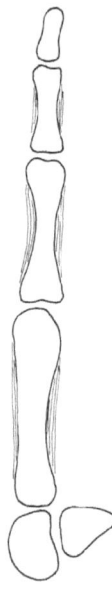

Abb. 43. Marie-Bamberger-Syndrom (Erklärung s. Text)

net. Die Phalangen verlieren ihre diaphysäre Taillierung und erreichen ein kasten- bis spindelförmiges Aussehen. Zunächst ist die periostale Lamelle von der glatten Kompakta durch einen feinen Spalt abgesetzt, später erscheint die angrenzende Kompakta aufgelockert spongiosiert und schließlich verschmilzt die Periostlamelle mit der Kompakta.

Idiopathische Pachydermoperiostose (Touraine-Solente-Golé-Syndrom)

Die Pachydermoperiostose ist ein dem Marie-Bamberger-Syndrom eng verwandtes Krankheitsbild. Es ist eine androtope, autosomal dominant vererbte Erkrankung mit wechselnder Expressivität des erwachsenen Menschen. Sie geht mit einer Neubildung periostaler Knochenschalen an den Röhrenknochen einher. Das Leiden beginnt meist kurz nach der Pubertät und zeigt sich durch die ossäre Volumenzunahme und Pachydermie zuerst an Vorderarmen und Händen bzw. Füßen. Die säulenförmige Verdickung der Phalangen erweckt den Eindruck einer Tatzenhand. Ebenso wie beim Marie-Bamberger-Syndrom findet man an den betroffenen Händen Trommelschlegelfinger, Uhrglasnägel und vegetative Veränderungen. Die Gesichtshaut der Patienten ist verdickt und vermehrt gefurcht (Sorgengesicht). Die Patienten beklagen eine Gliederschwere und Knochenschmerzen und abnorme Schweißabsonderungen der Handinnenflächen.

Die Krankheit verläuft chronisch progredient, durch das Dickenwachstums der Knochen entstehen säulenartige Röhrenknochen. Schließlich verknöchern auch knorplige und ligamentäre Skelettelemente, so daß dem M. Forestier ähnelnde grobe Wirbelsäulenverknöcherungen und knöcherne Synostosen zahlreicher Gelenke und der Ileosakralfugen resultieren. Das Endstadium ist schließlich die Hyperostosis generalisata Uehlinger.

Röntgenzeichen

Die Röntgenveränderungen an der Hand entsprechen denen des Marie-Bamberger-Syndroms, können aber quantitativ beträchtlich stärker ausgeprägt sein.

Häufige Osteopetrosen am Handskelett

Die harmlose, familiär gehäuft auftretende, dominant vererbliche (?) **Osteopoikilie** *(Abb. 44a)* ist eine fleckige Spongiosasklerose. Die zahlreichen und bis zu linsengroßen Knochenverdichtungen (Osteopathia condensans disseminata) kommen in jedem Knochen und in jedem Alter vor, bevorzugter Sitz sind aber die Metaphysen der großen und kleinen Röhrenknochen. 20% der Betroffenen sollen an schubweisen Knochenschmerzen leiden. Histologisch handelt es sich um sklerotisch verdichtete und büschelartig angeordnete Knochentrabekel innerhalb des Spongiosagerüstes. Radiologisch imponieren lentikuläre oder noduläre Verdichtungsherde metaepiphysär in den Röhrenknochen. Die oft symmetrisch angeordneten glattrandigen Herde werden bis zu 5 mm groß. Regelmäßig folgen diese Herdchen der axialen Trabekelausrichtung der Spongiosa und liegen in Epiphysenfugennähe besonders dicht beieinander. Eine Assoziation mit Dermatopathien wie Dermatofibrosis lenticularis disseminata und die Neigung zu Keloidbildung werden beschrieben.

Differentialdiagnostisch kommen Osteoskleroseherdchen bei Sarkoidose, tuberöser Sklerose und osteoplastische Metastasen in Frage.

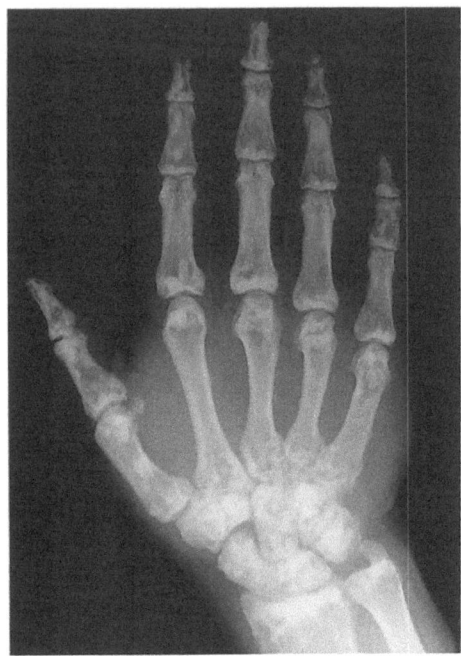

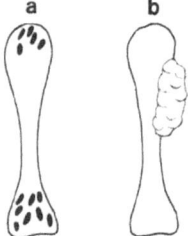

Abb. 44a,b *(links).* Osteopoikilie **(a)** und Melorheostose **(b)** (Erklärung s. Text)

Abb. 45 *(rechts).* Karpal und metaphysär betonte Osteopoikilie

Im Gegensatz zu Metastasen speichern die Osteopoikilieherde im Technetiumszintigramm nicht.

Darüber hinaus existiert eine weitere, weit seltenere Osteosklerose, die gynäkotrope **Osteopathia striata (M. Voorhoeve).** Von manchen Autoren wird die eigenständige Existenz dieses Krankheitsbildes bezweifelt. Sie halten die Osteopathia striata lediglich für eine Variante der Osteopoikilie. Morphologisch fällt dieses asymptomatische Leiden durch feine linienartige Streifen in den Röhrenknochen auf. Die zarte Streifung in der Knochenlängsachse spart die Epiphyse aus und findet sich überwiegend in den Metaphysen. Die Kombination der Osteopathia striata mit einer dermalen fokalen Hypoplasie wird Goltz-Syndrom, die Kombination der Osteopathia striata mit einer Schädelpetrose und Schwerhörigkeit Horan-Beighton-Syndrom genannt. In der Familienanamnese der Goltz-Patienten finden sich gehäuft Schwangerschaftskomplikationen und Totgeburten, überwiegend bei männlichen Feten.

Die seltenere **Melorheostose** *(Abb. 44b*; Kerzenwachskrankheit) ist eine sklerotische Osteodysplasie, bei der an den Röhrenknochen einer Extremität eine amorphe Knochenmasse wie erstarrendes Wachs an einer Kerze herabfließt. Dieser zuckergußartige Knochenanbau kommt in einer mono- und polyostotischen Form vor, betroffen ist in aller Regel jedoch nur eine Extremität, nach Meinung mancher Autoren vielleicht auch nur das Ausbreitungsgebiet eines sensiblen Nerven der sensiblen Skelettversorgung (sog. Sklerotom, nicht zu verwechseln mit den segmentalen Dermatomen). Ätiologisch soll eine frühe Infektion dieser für die sensible Knocheninnervation zuständigen Spinalnerven verantwortlich sein. Für diese Hypothese der postnatalen Neuropathie sensibler Nerven spricht auch die häufige Assoziation mit subkutanen Fibrosen, Hämangiome, Weichteilverkalkungen und fleckigen Hauthyperpigmentierungen. Die schmerzhafte, familiär nicht gehäuft vorkommende Erkrankung kann im Kindesalter beginnen.

Radiologisch sind den Röhrenknochen wulstige, streifige oder pilzförmige dichte Knochenmassen aufgelagert. An den Karpalia manifestiert sich die Melorheostose in Form von fleckförmigen Verdichtungen. Histologisch bestehen die Auflagerungen aus einer strukturlosen Knochenmasse. Differentialdiagnostisch muß an ein juxtakortikales Osteosarkom gedacht werden, dieses verursacht jedoch mehr aggressive Periostveränderungen (Spikulae, Codman-Dreieck) und mehr Weichteilschwellung und destruiert die Kortikalis.

Die Mischform aus der Melorheostose und Osteopoikilie wird als „**gemischt sklerosierende Knochendystrophie**" geführt.

Osteome sind benigne Läsionen, bestehend aus gut differenziertem reifem Knochengewebe von sehr langsamem Wachstum (WHO-Definition). Das Osteom wird von manchen Autoren als echte Knochengeschwulst, von anderen Skelettpathologen eher als Skelettdysplasie eingeordnet. Am Handskelett treten solche Osteome („Kompaktainseln", „Enostom", „bone island") als erbsgroße, scharf begrenzte asymptomatische Knochenverdichtungen auf.

Beim **Gardner-Syndrom** handelt es sich um die Kombination von multiplen Osteomen und einer Darmpolyposis. Dieser Variante der familiären adenomatösen Polyposis FAP mit der Ausbildung von multiplen potentiell malignen Kolonpolypen (Adenome) wird dominant vererbt (Mutation langer Arm des Chromosom 5).

Generalisierte Knochendichtezunahmen

Die **Osteopetrose** (M. Albers-Schönberg, Marmorknochen) manifestiert sich als eine symmetrische, generalisierte Dichtezunahme des Knochens. Der primäre Defekt beruht auf einer verminderten Absorption der primären Spongiosa während der enchondralen Ossifikation. Das Erkrankungsalter ist abhängig von der Krankheitsform, man unterscheidet zwischen einer kongenitalen, rezessiv vererbten (malignen) und späten autosomal dominant verebten (benignen) Form. Letztere wird oft erst im höheren Erwachsenenalter bei Auftreten pathologischer Frakturen symptomatisch.

Radiologisch sind Epi-, Meta- und Diaphysen betroffen. Die Grenze zwischen Kortikalis und Medulla ist aufgrund der gleichmäßigen Dichtezunahme des Knochens verwischt. Die Diaphysen sind breiter, die Epiphysen in Form von Erlenmeyerkolben aufgeweitet. Die Röhrenknochen zeigen eine normale Länge oder gelegentlich eine harmonische geringe Verkürzung. Am Handskelett sind Röhrenknochen und Karpalia betroffen. Die intermittierend verlaufende Erkrankung führt häufig zum Bild des „Knochen im Knochen", am beeindruckendsten in Form von sog. Sandwich-Wirbelkörpern. Pathologische Frakturen sind häufig.

Im Labor werden normale Werte für die alkalische Phosphatase und Kalzium gefunden. Durch die Verdrängung des blutbildenden Marks resultiert eine normochrome, normozytäre Anämie. Durch extrapoetische Blutbildung in Leber und Milz entstehen abnormale Zellelemente. Um den Systemcharakter der Osteopetrose zu beweisen, kann man eine Wirbelsäulenaufnahme anfertigen (Verdichtung von Grund- und Deckplatte, sog. Sandwichwirbel).

Eine generalisierte homogene Dichtezunahme der Knochenspongiosa (Mattglaszeichen) findet sich auch bei einer hämatologischen Systemerkrankung, dem **Osteomyelofibrosesyndrom**. Bei dieser myeloproliferativen Erkrankung kommt es infolge einer Markfibrose und Marksklerose zur Anämie. Die klinische Trias der Verödung des blutbildenden Marks, der extramedullären Blutbildung in Milz und Leber mit Ausschwemmung unreifer Zellelemente ins Blut und Splenomegalie sind hochsuspekt für diese Erkrankung. Die Diagnose ergibt sich aus der Knochenmarkpunktion (Punctio sicca, trockenes Mark), Beckenkammbiopsie (Myelofibrose) und Skelettröntgen (Knochendichte homogen erhöht, besonders Femur und Tibia, Becken, Wirbelsäule, Rippen, Hände, Füße). Gelegentlich werden auch osteolytische Veränderungen (umschriebene Osteolysen, Mottenfraßbild) innerhalb der verdichteten Areale gefunden.

Die **Pyknodysostose** ist eine seltene angeborene Knochenabnormalität, die ebenfalls durch eine homogene Zunahme der Knochendichte infolge einer Resorptionsstörung der primären Spongiosa charakterisiert ist. Mit der Osteopetrose teilt sie das häufige Vorkommen pathologischer Frakturen. Im Gegensatz zur Osteopetrose haben die Patienten keine Anämie, die Werte für die alkalische Phosphatase und Kalzium sind unauffällig. Die autosomal rezessiv vererbte Erkrankung ist mit einer Deletion des kurzen Arms von Chromosom 22 assoziiert. Radiologisch fällt neben der Dichtezunahme des Knochens eine Hypoplasie der Endphalangen der Hände auf (Pseudoakroosteolyse). Die Schädelaufnahme zeigt weitere Zeichen, die Mandibula ist hypoplastisch, der Kieferwinkel stumpf, die Fontanellen und Schädelnähte sind nicht geschlossen. Ein „Knochen-im-Knochen"-Bild wie bei der Osteopetrose existiert nicht. Die Wirbelkörper sind von ventral und dorsal exkaviert (Spulenwirbel). Die Patienten haben eine unproportioniert kurze Gestalt; eine bekannte Persönlichkeit mit diesem Leiden und Habitus war übrigens Toulouse-Lautrec.

Differentialdiagnostisch sollte bei der Diagnose einer Osteopetrose auch an einen **M. van Buchem** (Hyperostosis corticalis generalisata) gedacht werden. Der autosomal rezessiv vererbte M. van Buchem ist eine seltene Erkrankung, die durch eine symmetrische diaphysäre Verdickung der Kortikalis der Röhrenknochen charakterisiert ist. Der Markraum ist dadurch eingeengt. Knochenverbiegungen kommen nicht vor. Die mittleren diaphysären Abschnitte sind mehr verdickt als die Diaphysenenden (fusiformer Befallstyp). Erkrankungsalter ist das 25. bis 60. Lebensjahr. Bei erhöhter alkalischer Phosphatase ist das Serumphosphat und Serumkalzium normal. Schädelbasis und Wirbelkörper sind sklerosiert verdichtet. Klinisch imponieren beim Schädelbasisbefall Schwerhörigkeit und Fazialisparesen. Der äußere Habitus der Patienten und die mentale Entwicklung sind unauffällig.

Eine weitere differentialdiagnostisch erwähnenswerte Erkrankung, die diaphysäre Dysplasie Camurati-Engelmann, spart das Handskelett aus.

Schließlich sei an die generalisierte Knochendichtezunahme im Rahmen toxischer Osteopathien, namentlich bei der Fluorose, erinnert (s. S. 110).

Amyloidosearthropathie

Amyloid ist ein extrazellulär abgelagertes fibrilläres Protein mit einer besonderen Faltstruktur, welches nach Färbung mit Kongorot im

Tabelle 2. Übersicht über die Amyloidosen

Erkrankung	Amyloidtyp	Vorkommen
Familiäre Amyloidose	Amyloid A	rezessiv erblich
Chronische entzündliche Amyloidose	Amyloid A	Tbc, Kollagenosen, Osteomyelitis, M. Crohn
Monoklonale Gammopathien	Amyloid L	Plasmozyten, M. Waldenström
Dialyse-assoziierte Amyloidose	Amyloid B	β2-Mikroglobin-Ablagerung bei Dialysepatienten

Polarisationsmikroskop grün aufleuchtet. Es wird im Interstitium innerer Organe, im Gehirn, in (Schleim)haut und Knochen, in Gelenkkapseln und Gelenkkavum deponiert. Sekundäre Amyloidosen sind Komplikationen zahlreicher chronischer entzündlicher (z. B. Osteomyelitis, M. Crohn, Tbc, rheumatoide Arthritis, M. Bechterew, Kollagenosen), neoplastischer (z. B. Plasmozytom, M. Waldenström, M. Hodgkin) und renaler Krankheitsbilder (z. B. terminale Niereninsuffizienz, Hämodialyse).

Die klinischen Erscheinungen sind vom jeweiligen Organbefall abhängig. Häufigste klinische Manifestationen sind die Kardiomyopathie (90%), die Malabsorption (70%) und das Nephrotische Syndrom (35%). Für die Diagnose sind Gewebeproben, z. B. aus Rektumschleimhaut, Subkutangewebe oder Niere notwendig. Eine Amyloidablagerung in den Sehnen und im Gleitgewebe verursacht nicht selten ein Karpaltunnelsyndrom. Eine Übersicht über die wichtigsten Amyloidosearten findet sich in Tabelle 2.

Moderne High-Flux-Dialysemembrane verhindern möglicherweise die Entwicklung einer dialyseassoziierten Amyloidose.

Röntgenzeichen am Handskelett

- Umschriebene, zystoide Knochenaufhellungen in den Karpal- und Phalangealknochen. Häufigste Lokalisation solcher Amyloideinlagerungen ist das Scaphoid, gefolgt vom Os lunatum und Os capitatum (1).
- Gelegentliche Ausbildung großzystischer, evtl. randständiger Osteolysen (2; „angebissener Knochen"). Der Gelenkspalt kann

völlig normal sein, da der Gelenkknorpel lange unbeteiligt bleibt (Ausnahme: synoviale Amyloidablagerung mit Erosionen).
– Evtl. pathologische Frakturen nach Durchsetzung der Knochenbinnenräume.
– Weichteilschwellung.

Lunatummalazie Kienböck, Vibrationstrauma

Eine wiederholte Traumatisierung des Os lunatum, z. B. bei manuellen Schwerarbeitern, führt zur Schädigung der Blutversorgung dieses Knochen. Die resultierende ischämische Osteonekrose, M. Kienböck, tritt bevorzugt bei jungen Männern auf. Die Patienten haben eine charakteristische Berufsanamnese mit Umgang mit vibrierenden

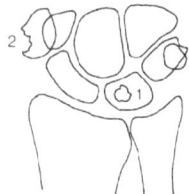

Abb. 46. Amyloidose (Erklärung s. Text)

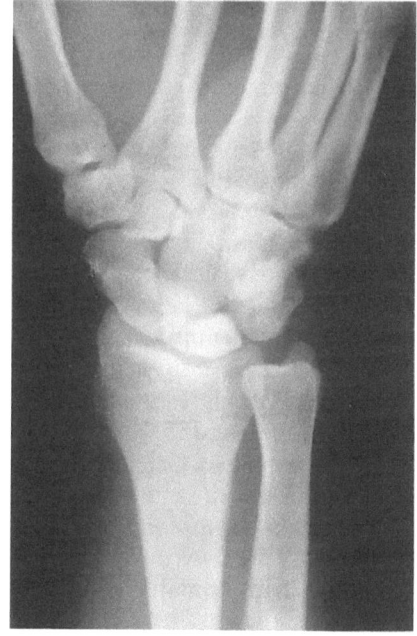

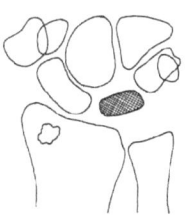

Abb. 47 *(links).* Lunatummalazie (Erklärung s. Text)

Abb. 48 *(rechts).* Typische Lunatummalazie mit Knochenverdichtung bei einem Forstarbeiter (Motorsäge)

Maschinen (Preßlufthammer, Motorsäge). Die Kombination aus Ischämie und Knochenermüdung führt schließlich zu den Röntgenbefunden einer Lunatumverdichtung und Lunatumabflachung (Abb. 47). Die toten Trabekel sind den mechanischen Belastungen im Handgelenk nicht mehr gewachsen und fragmentieren, der Knochen zerbröckelt.

Fraglich besteht bei Menschen mit einer Ulnaminusvariante eine gewisse Disposition für einen M. Kienböck. Auffallend häufig klagen die Vibrationstraumapatienten zudem über rezidivierend auftretende Raynaud-Symptomatiken. Radiologische Begleitveränderungen einer Vibrationsosteoarthropathie sind zudem Knochenzysten in den Karpalia und distalen Radii bzw. Ulnae. Das Krankheitsbild kann in der Maximalform schließlich zu Fragmentationen des artikulierenden Knochens und Knorpelzerstörungen auch an den anderen Karpalia führen und ohne Anamnesekenntnisse ein nicht leichtes differentialdiagnostisches Rätsel aufgeben. Tatsächlich ähnelt eine weit fortgeschrittene Vibrations„arthritis" morphologisch einer karpal betonten rheumatoiden Arthritis.

Chondrokalzinose (Kalziumkristallarthritis)

Drei verschiedene Kalziumkristalle, nämlich das Kalziumpyrophosphatdihydrat (CPPD), das Kalziumhydroxyapatit (HA) und das Kalziumoxalat (CaOx) können sowohl chronische oder auch akute Arthritiden auslösen. Die endgültige Diagnose erfolgt durch die jeweilige einfache Analyse des Gelenkergusses im Polarisationslichtmikroskop mit Ausnahme der HA-Arthritis. Die kleinen HA-Kristalle können nur im Elektronenmikroskop direkt sichtbar gemacht werden.

Die CPPD-Deposition in den Gelenkknorpel, in die Synovialis und in das periartikuläre Bindegewebe ist eine Erkrankung des älteren Menschen. Bei rund 15% der Menschen über 65 Jahren werden solche Kalziumkristalle im Gelenkknorpel nachgewiesen, allerdings verursachen diese Deposite nur selten klinische Symptome. Tatsächlich gibt es weit mehr asymptomatische Verläufe als akute, subakute oder chronische CPPD-Arthropathien. Die akute Form wird wegen ihrer klinischen Symptomatik ähnlich der Gicht auch als „Pseudogicht" oder „Kristallgicht" bezeichnet. Oft geht einer solchen Attacke ein knorpelschädigendes Trauma, z. B. eine ungewohnte körperliche Aktivität voraus. Die manchmal bis zu 30 Tage andauernden akuten/subakuten Attacken sind bei der Hälfte der Patienten mit Fieber assoziiert.

Die CPPD-Arthropathie kann nicht nur ideopathisch, sondern darüber hinaus auch sekundär im Gefolge anderer Krankheitsbilder auftreten. Bekannt sind Assoziationen mit dem Hyperparathyreoidismus, der Hämochromatose, der Gicht, dem M. Wilson und der Ochronose.

Das Kniegelenk ist das Testgelenk der CPPD-Arthropathie, hier sind radiologisch die ersten Kalziumeinlagerungen (Chondrokalzinose) nachzuweisen.

Die Kalziumhydroxyapatitdeposition (HA) betrifft erstrangig überanspruchte Gewebe und führt zu Kalzifikationen sowohl des Knorpels als auch des Gelenkkapsel- und Bandapparats. Als sekundäre Form findet man HA-Arthropathien bei der chronischen Hyperkalzämie (z. B. Hyperparathyreoidismus) und der chronischen Niereninsuffizienz. Bevorzugtes Gelenk ist die Schulter. Überraschend ist der Befund, daß solche HA-Deposite auch eine wichtige Rolle bei der entzündlich aktivierten Heberden-Arthrose der PIP-Gelenke der Hand spielen könnten. Die meisten Patienten mit der akut oder chronisch verlaufenden HA-Osteoarthritis sind älter. Der Verlauf kann ausgesprochen gelenkdestruktiv sein; typisch sind zusätzliche periartikuläre Kalzifikationen und Sehnen- und Schleimbeutelverkalkungen.

Die Kalziumoxalatdeposition (CaOx) ist eine seltene hereditäre Metabolismusstörung; die vermehrte Oxalatproduktion wird durch einen bekannten Enzymdefekt verursacht und führt bereits in den ersten Lebensjahren zur CaOx-Deposition in Knorpel und Nierengewebe. Eine sekundäre Hyperoxalose mit Oxalatdeposition in Knochen, Knorpel und Gefäße kennen wir bei der chronischen Niereninsuffizienz. Wie die beiden vorbeschriebenen Kristallartropathien heizt auch CaOx eine entzündliche Synovialproliferationen an und führt damit zu radiologisch faßbaren Erosionen und Gelenkdestruktionen.

Röntgenzeichen am Handskelett (Abb. 49)

Die Kristallarthropathien zeigen radiologisch „Kalkablagerungen" nicht nur im Gelenkknorpel, sondern auch im Faserknorpel der Menisci (z. B. Meniscus radioulnaris distalis), in der fibrösen Kapsel, in Bändern und Sehnen. Die Kristallablagerungen liegen typischerweise in den mittleren Schichten des Gelenkknorpels. Sie zeigen sich deshalb radiologisch durch eine dünne Schicht von der Knochenoberfläche getrennt und liegen meist parallel zur Knochenoberfläche angeordnet.

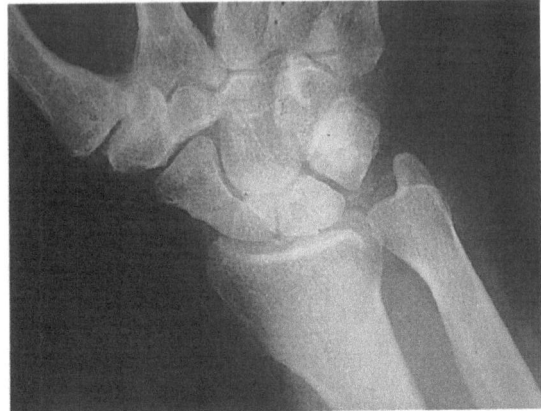

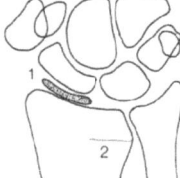

Abb. 49 *(links)*. Chondrokalzinose (Erklärung s. Text)

Abb. 50 *(rechts)*. Symptomatische Chondrokalzinose im Ulnaradiuskarpal-
gelenk bei einem 40jährigen Patienten

Die Kristallarthropathie führt zur Knorpelschädigung und radiologisch zur Arthrose, mit der Maximalvariante der groben erosiven,
zystischen Gelenkdestruktion und Fragmentierung des artikulierenden Knochens. Betroffen von der radiologisch sichtbaren Kristallab-
lagerung ist der distale Radioulnar-Meniskus in 50% der Fälle, etwas
seltener der Knorpel des Triquetrumulnargelenks und in 20% der
Fälle der Knorpel der MCP-Gelenke. Der bekannte, relativ häufig
isolierte Befall des Skaphoidtrapezgelenks sollte bei jeder isolierten
Arthrose in diesem Gelenk an eine Kristallarthropathie denken
lassen. (Man sollte weitere Zeichen am Handskelett mit Lupenbetrachtung suchen, vielleicht auch eine a. p. Aufnahme des Knie- und
Schultergelenks veranlassen).

Die Oxalatdeposition zeigt einige besondere zusätzliche Röntgenzeichen, die Weichteilverkalkungen erinnern an unscharfe Wattebäu-
sche. Das im Markraum deponierte CaOx löst eine sklerotische
Fremdkörperreaktion aus, im Röntgenbild als metadiaphysäre quer
verlaufende Oxalatbänder oder als kleine metaphysäre Verdichtungsherde in den Karpalia, Metakarpalia und proximalen Phalangen
sichtbar.

Häufige Tumoren am Handskelett

Die Lokalisationsverteilung zeigt eine nur sehr geringe Häufigkeit von Malignomen am Handskelett. Hingegen sind benigne Tumoren am Handskelett nicht selten (ca. 10% aller Benignome sind hier lokalisiert). Dargestellt werden nun die tatsächlich praxisrelevanten Tumoren am Handskelett. Nicht dargestellte, seltene Tumoren am Handskelett und bizarre Befunde sind bei Freyschmidt und Ostertag (1988) oder Schinz et al. (1991) nachzulesen.

Enchondrome (Abb. 51; 1) sind die zweithäufigsten benignen Knochentumoren überhaupt. Sie bestehen aus reifem hyalinen Knorpelgewebe, das zentral in der Markhöhle der kleinen Röhrenknochen gelegen ist. Etwa die Hälfte der Enchondrome sind im Handskelett lokalisiert. Eine maligne Entartung kommt hier nicht vor. Radiologisch findet sich ein zentral im Knochen gelegener Osteolyseherd, der den Röhrenknochen blasig auftreibt und die Kortikalis ausdünnt. Inner-

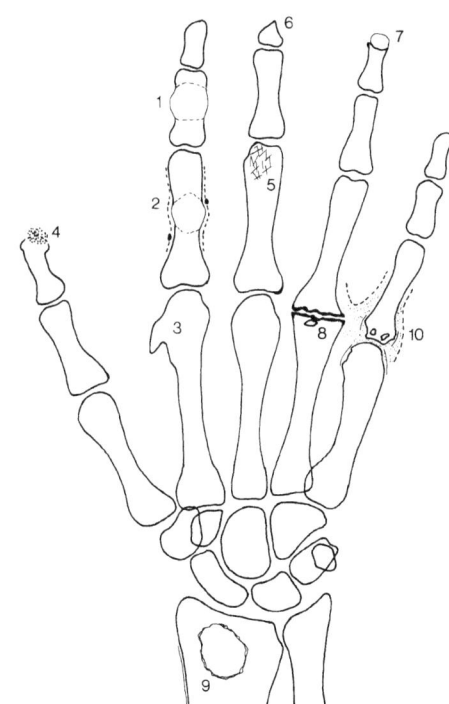

Abb. 51. Knochtentumoren (Erklärung s. Text)

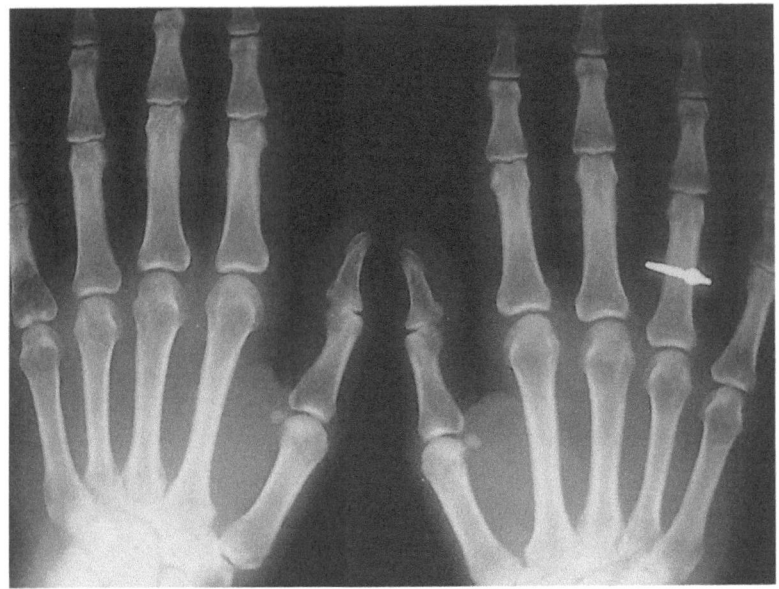

Abb. 52. Enchondrom in der proximalen Phalanx des D V bei einer jungen Frau (Zufallsbefund)

lich kann das Enchondrom zarte blasige Septierungen erkennen lassen. Die kortikale, scharfe Berandung bleibt nahezu immer bestehen. Periostreaktionen werden nicht beobachtet. Eine häufige Komplikation ist die pathologische Fraktur.

Das *Olliersyndrom* (Enchondromatose) ist eine meist einseitig lokalisierte Skelettdysplasie mit multiplen Enchondromen in den Metaphysen und Diaphysen verschiedener Knochen. Beim Maffuccisyndrom ist eine Enchondromatose mit Hämangiomen der Weichteile assoziiert. Radiologisch imponieren neben den Enchondromen die Hämangiome, die durch die Phlebolithenkalkschatten in den verdickten Weichteilen erkannt werden können *(Abb. 51; 2)*.

Osteokartilaginäre Exostosen (Osteochondrome) liegen am Handskelett bevorzugt an den Metaphysen der Röhrenknochen *(Abb. 51; 3)*. Diese häufigste benigne Knochengeschwulst überhaupt wird zumeist im 2.–3. Lebensjahrzehnt diagnostiziert. Histologisch besteht sie aus einem lockeren Spongiosagerüst, dem kappenförmig hyaliner Knor-

pel aufsitzt. Die ursprüngliche Kortikalis fehlt in diesem Bereich.
Radiologisch erkennt man die pilzartig dem Knochen aufsitzenden
Geschwülste, die nahtlos von der Spongiosa des Mutterknochens her-
vorgehen und außen von einer dünnen Kortikalis überzogen werden.
Bei 0,5–1 % der Verläufe muß mit einer malignen Entartung gerechnet
werden. Jedes Größenwachstum eines Osteochondroms nach Erreichen der Skelettreife sollte Anlaß zur Sorge sein. Osteochondrome
führen namentlich an Phalangen zu Wachstumsstörungen.

Bei der *Exostosenkrankheit*, bei der an multiplen Lokalisationen
aufhängerartige Geschwülste enstehen, ist die Neigung zur malignen
Entartung 20fach erhöht. Männer sind sehr viel häufiger betroffen als
Frauen. Eine Sonderform am Hand- (und Fuß)skelett stellen die
subungualen osteokartilaginären Exostosen dar. Es handelt sich um
osteophytenartige Knorpelproliferationen an der Spitze der Endphal-
langen. Radiologisch erkennt man eine wolkige Verdichtung um die
Endphalanx (meist Digitus I), die in die paraossalen Weichteile
hineinreicht *(Abb. 51; 4)*.

Osteoidosteome sind die dritthäufigsten Knochentumoren am Handskelett. Der kleine (< 1 cm), absolut benigne, osteoblastische Tumor

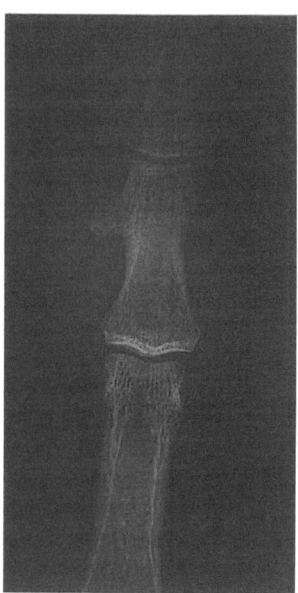

Abb. 53. Hakenförmiges Osteochondrom
an einer Mittelphalanx. Typischerweise ist
die ursprüngliche Kortikalis am Tumor-
ansatz nicht mehr durchgezeichnet

ist durch eine zentrale Aufhellungszone (Nidus) und ausgeprägte Perifokalsklerose ausgezeichnet. Der Tumor kann insbesondere in den Nachtstunden heftige fokale Schmerzen verursachen, die durch Analgetikagabe (insbesondere Acetylsalicylsäure) gut zu beeinflussen sind. Der Nachtschmerz nimmt im Verlauf von Monaten zu und kann zu reflektorischen Mobilitätsbehinderungen führen. Das Osteoidosteom ist ein Tumor der Jugendlichen (80% der Fälle zwischen dem 5. und 24. Lebensjahr), das männliche Geschlecht ist häufiger vertreten. Bevorzugter Sitz des Tumors am Handskelett ist die Kortikalis der Röhrenknochendiaphysen (Metakarpalia, Phalangen). Karpale Osteoidosteome sitzen meist im Skaphoid. Das typische radiologische Bild besteht aus einer zentralen Osteolyse (Nidus), die von einer meist ausgeprägten Sklerosezone umgeben ist. Gelegentlich ist die Sklerosezone so dicht, daß die zentrale Aufhellung erst im Tomogramm oder im CT sichtbar wird. Die reaktive Sklerose ist meist oval- oder spindelförmig und längs der Knochenachse ausgerichtet. Osteoidosteome in der Spongiosa der Karpalia führen meist zu Sklerosen im befallenen Karpalknochen, in der der meist verkalkte Nidus nicht aufgefunden werden kann. Oft sind dabei die benachbarten Handwurzelknochen durch eine reflektorische Arthritis demineralisiert. Heikel ist die Diagnose von intraartikulär liegenden Osteoidosteomen; sie imitieren radiologisch eine Monoarthritis mit Erosion und gelenknaher Osteopenie. Im Zweifelsfall sollen die 3-Phasen-Skelettszintigrafie und die MRT weiterhelfen können. Der gut vaskularisierte Nidus nimmt reichlich Technetium auf, die umgebende Sklerosezone speichert hingegen kaum („Double density sign"). In der MRT ist der Nidus im T2-gewichteten Bild signalreich. Angiografisch wird der hypervaskularisierte Nidus durch Arterien aus der Weichteilumgebung gespeist. Die Tumoranfärbung bleibt bis in die venöse Phase hinein bestehen und wird am besten auf Subtraktionsbildern sichtbar. Differentialdiagnostisch muß man bei diesen stark sklerosierenden Knochenveränderungen mit zentraler Aufhellung an kortikale oder spongiöse Knochenabszesse denken.

Knochenhämangiome (Abb. 51; 5) sind benigne Neubildungen der intraossären Blutgefäße, die lokale Fehlbildungen (Hamartome) darstellen. Ob es sich hierbei um echte Neubildungen von Gefäßen oder nur um Läsionen bei lokaler venöser Stase handelt, ist umstritten. Das Hauptmanifestationsalter ist das 5. Lebensjahrzehnt. Im Handskelett findet man Hämangiome metaphysär gelegen; sie imponieren als gröbere, wabige, gitterartige Spongiosaauflockerung bei erhaltener Kortikalis. MR-tomografisch zeichnen sich Hämangiome durch hyperintense Signale in zunehmend T2-gewichteten Sequenzen aus. Wegen ihres Fettgehaltes sind sie auch in den T1-gewichteten Aufnahmen signalreich. In der dynamischen Kontrastmittel-CT ist das Enhancement darstellbar.

Eine kapillare Hämangiomatose, die mit (gelegentlich gelenküberspringenden) massiven Osteolysen einhergeht, ist das Gorham-Stout-Syndrom („vanishing bone syndrome"; *Abb. 51; 6*). Es tritt bei Kindern, jungen Erwachsenen und oft nach einem Bagatelltrauma auf. Die eigentümliche Erkrankung zersetzt progredient osteolytisch den befallenen Knochen. Der frühe Röntgenbefund zeigt eine Zuspitzung und ein Abschmelzen des befallenen Röhrenknochen ohne Periostreaktionen; schließlich verschwindet der Knochen innerhalb von Wochen und Monaten vollständig. Der Knochenabbauprozeß ist schmerzhaft. Die Laboruntersuchungen zeigen außer einer erhöhten alkalischen Phosphatase keine wesentlichen Auffälligkeiten.

Intraossäre Epidermiszysten (Abb. 51; 7) sind solitäre Knochenläsionen, die nach Adler aus versprengten und proliferierten Plattenepithelinseln in der Knochenspongiosa enstehen. Epidermiszysten sind keine seltene Komplikation perforierender Hautverletzungen und Traumata und ein bei Berufsschneidern verbreitetes Leiden. Es handelt sich um eine gutartige, osteolytisch imponierende Solitärläsion, die innen von reifen Plattenepithelien ausgefüllt wird. Zumeist liegt sie zentral in der Endphalanx des Fingerknochens und treibt diesen blasig auf. Die Kortikalis ist zwar ausgedünnt, aber erhalten. Eine Periostreaktion fehlt. Differentialdiagnostisch muß bei gelenknahen, glatt berandeten Osteolysen auch an intraossäre Ganglien *(Abb. 51; 8)* gedacht werden. Sie entstehen meist subchondral an degenerativ veränderten Gelenken, die Zyste ist von einer mukoiden Flüssigkeit ausgefüllt. Aneurysmatische Knochenzysten sind weder in der Literatur noch in unserem Patientengut am Handskelett beschrieben worden.

Knochenmetastasen (Abb. 51; 9) im Handskelett sind seltene Ereignisse. Das Skelett besteht aus 206 Knochen, mehr als die Hälfte (106 Knochen) entfallen auf Hände und Füße. Trotzdem sind Metastasen im Hand- und Fußskelett ungewöhnlich. Am ehesten findet man sie bei Bronchialkarzinomen, statistisch an 2. Stelle rangieren Metastasen von Mammakarzinomen und an 3. Stelle die Metastasen von Nierenzellkarzinomen. Sie enstehen durch die Tumorzellverschleppung via Aa. nutritiae in den Markraum. Wir sahen am Handskelett bislang nur osteolytische Metastasen; radiologisch imponieren sie meist als

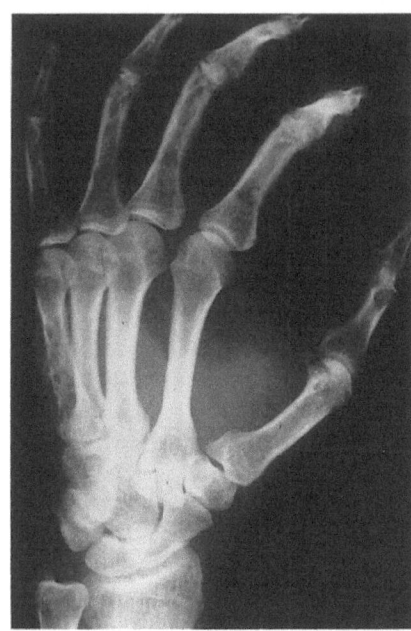

Abb. 54. Ossäre Metastase eines Mammakarzinoms bei einer 45jährigen Patientin. Es handelt sich um eine aggressive Osteolyse mit Kortikalisdestruktion und Weichteilinfiltration

unscharf und unregelmäßig berandete Osteolysen ohne umgebenden Sklerosesaum. Die Kortikalis kann zerstört werden, eine Periostreaktion und Weichteilinfiltration ist nicht selten. Häufigste Lokalisation ist die distale Phalanx („geköpfte Phalanx"). Wir sahen mehrere Osteolysen des Phalangenmittelstückes, während die Phalangenbasis erhalten blieb.

Plasmozytommanifestationen am Handskelett sind äußerst selten. Sekundäre Knochenlymphome befallen ebenfalls fast nie das Handskelett (uns liegt nur ein einmaliger Lymphombefall einer Phalanx vor). Über Leukämien des Kindesalters s. a. „Differentialdiagnostische Hinweise für die juvenile rheumatoide Arthritis" (S. 13).

Die *pigmentierte villonoduläre Synovitis (Abb. 51; 10)* der Sehnenscheiden ist klinisch und histologisch ein „Grenzfall" (Dihlmann 1987) zwischen einem reaktiven und neoplastischen Prozeß. Die meist monotop lokalisierte noduläre Synovitis zeigt als Röntgenbefunde umschriebene Weichteilschwellungen in den Flexoren- oder Extensorensehnenscheiden-Logen. Durch die Einlagerung eines eisenhaltigen Pigments ist diese Schwellung verhältnismäßig röntgendicht. Zystische Osteolysen, Erosionen, Periostreaktionen entstehen entweder durch Drucknekrosen oder durch direktes Einwachsen von proliferierendem Gewebe in den Knochen oder in das Gelenk. Bei allen zystenartigen Osteolysen beiderseits eines Gelenkspalts des jungen Erwachsenen ohne weitere Entzündungszeichen (z. B. gelenknahe Osteoporose), und mit geringen Beschwerden sollte auch an eine primär gelenksynovial lokalisierte pigmentierte Synoviitis gedacht werden. Der Krankheitsverlauf ist zumeist protrahiert und zieht sich über Jahre hin. Die pigmentierte Synoviitis kann sowohl eine Arthritis als auch eine Arthrosis deformans eines Fingergelenks imitieren. Histologisch imponieren diese Geschwülste als Wucherungen des Synovialepithels unter Bildung von braungefärbten, hämosiderinhaltigen, entzündungszellreichen Zotten und Knoten.

Die CT mit intravenöser Kontrastmittelbolusgabe zeigt das massive Enhancement des Weichgewebes und ersetzt den angiographischen Nachweis der Hypervaskularisation. Die Gelenkpunktion erbringt ein blutiges, xantochromes Punktat. Die Diagnose wird letztlich histologisch gestellt (hämosiderinbeladene Makrophagen im Zottenstroma).

M. Paget und „juveniler" M. Paget

Die von Sir James Paget erstbeschriebene häufige Knochenerkrankung ist eine progrediente, chronische Störung des Knochenstoffwechsels des über 40 Jahre alten Patienten. Aufgrund neuerer immunologischer und elektronenmikroskopischer Darstellungen wird eine virale (Masernvirus?, RS-Virus? Koinfektion dieser beiden Viren?) Genese der Erkrankung immer wahrscheinlicher. Differenziert wird zwischen einer osteolytischen 1. Phase *(Abb. 55; 1)* des M. Paget mit osteoklastischer Knochenresorption. Radiologisch imponiert im Röhrenknochen ein strahlentransparenter Keil („Frontkeil, Kerzenflamme"). In der 2. Phase, der Intermediärphase *(Abb. 55; 2)* begleitet eine osteoblastäre Knochenneubildung die osteoklastäre Knochendestruktion („kombiniertes Stadium"). Radiologisch sieht man eine Kortikalisverbreiterung (Aspekt der „morschen Kreide"), eine Vergröberung des Trabekelmusters der Spongiosa und eine Verbiegung der normalerweise axial ausgerichteten Trabekelzüge. In der 3. Phase *(Abb. 55; 3)* dominiert der radiologische Befund einer diffusen Dichtezunahme des betroffenen Knochens. Die Kortikalis ist aufgetrieben, faserig und wellig. Der Knochen ist insgesamt vergrößert, die irregulär verdickten Trabekel verschmelzen zu plattenförmigen Arealen.

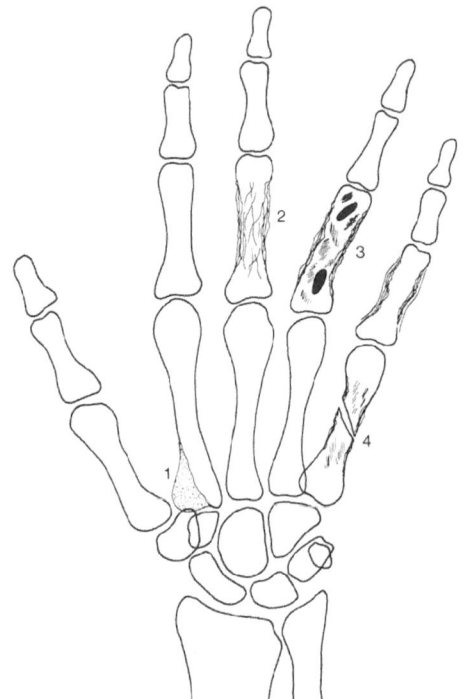

Abb. 55. M. Paget
(Erklärung s. Text)

Das Krankheitsbild kann sich mono-, oligo- oder polyostotisch manifestieren, Hauptmanifestationsorte sind die Wirbelsäule, das Becken, der Schädel und gar nicht selten die Metakarpalia. Das histologische Bild ist durch einen überstürzten Knochenumbau gekennzeichnet. Nach einem osteoklastären Verlust der spongiösen Knochentrabekel entstehen zunächst osteolytische Aufhellungsherde, schließlich folgt der reparative Ersatz durch wenige, sehr kräftige axial verlaufende Knochenbälkchen, die durch einkernige polare Osteoblasten aufgebaut wurden. In der 3. stabilisierenden Phase verkitten die Osteonen zu einer plumpen Knochenmasse. In dieser letzten Phase überwiegen die Knochenanbauprozeße über die osteoklastären Abbauprozesse.

Wichtige Komplikationen am Handskelett sind pathologische Frakturen *(Abb. 55; 4)*, die wegen der oft verringerten Verkalkung des Knochengewebes meist splitterfrei verlaufen und mit einem gewaltigen ungeordneten Kallus ausheilen. Eine maligne Entartung des Pagetknochens (Pagetosteosarkom) soll sich in etwa 1% der Verläufe entwickeln, nach unserer Einschätzung ist dieses Ereignis noch seltener. Eine Entartung auf dem Boden eines Handskelettpagets konnten wir bislang nie beobachten.

Durch die Proliferation der Blutgefäße im Pagetknochen ist der Blutfluß in diesen Arealen gesteigert, die Extremität fühlt sich warm an. Ein solitärer Handskelettbefall reicht allerdings nicht zur Auslösung eines kardialen High-output-Syndroms aus.

Weitere diagnostische Hinweise sind die erhöhte knocheneigene alkalische Phosphatase im Serum, die vermehrte Ausschüttung von Hydroxyprolin im Urin sowie die szintigraphische Mehrbelegung befallener Skelettabschnitte. Die Laborveränderungen sind beim monostotischen Befall des Handskeletts allerdings kaum faßbar. Nahezu alle Pagetläsionen am Handskelett sind schmerzfrei (Ausnahme: Pagetkomplikationen).

Die als „juveniler M. Paget" bezeichnete Osteopathie hat ätiologisch keinen sicheren, morphologisch aber sehr wohl einen Bezug zum M. Paget. Die autosomal (rezessiv oder dominant mit geringer Penetranz?) vererbliche seltene Erkrankung basiert auf einer Hyperphosphatasie, die mit schmerzhaften Knochenverbiegungen, pathologischen Frakturen und Wirbelsäulenfehlbildungen einhergeht. Fraglich ist auch für den juvenilen M. Paget eine Infektion mit Paramyxovirus (z. B. Masernvirus, RS-Virus) verantwortlich. Die Vererblichkeit wird von den Virologen mit einer genetischen Weitergabe des Virusgenoms erklärt.

Der klinische Krankheitsbeginn liegt im 1.–6. Lebensjahr. Die mentale Entwicklung der Patienten ist normal. Klinische Auffälligkeiten der betroffenen Kinder sind Seh- und Hörverlust, Muskelschwäche, arterielle Hypertonie und Gangstörungen. Im Labor fällt bei vermehrtem Knochenumsatz eine Erhöhung der alkalischen Phosphatase und eine Hyperphosphatasie im Serum auf. Die Leukinaminopeptidase im Serum ist erhöht.

Radiologisch sind die Röhrenknochen vergröbert, „pagetoid" und vergrößert. Die Kortikalis ist erheblich verdickt und aufgesplittert, das Trabekelmuster vergröbert (Handaufnahme). Der Markraum der Röhrenknochen sind eingeengt, die Schäfte der großen Röhrenknochen (nach lateral) verbogen. Im Gegensatz zum M. Paget bleiben die Epiphysen stets ausgespart. Ein Befall von Becken, Wirbelsäule und Schädel ist möglich.

Schilddrüsenassoziierte Arthropathien

Die *thyreoidale Akropachie* entwickelt sich meist nach therapeutischer Normalisierung der peripheren Hormonsituation bei Hyperthyreosepatienten. Radiologisch fallen die Patienten mit einer Weichteilschwellung der distalen Extremitätenabschnitte auf, begleitet von einer z. T. recht imposanten, seitensymmetrischen periostalen Reaktion der Metakarpalia- und Phalangendiaphysen. Diese Veränderungen erinnern bisweilen an ein Marie-Bamberger-Syndrom (s. S. 81). Klinisch fallen die Patienten mit Trommelschlegelfingern und Uhrglasnägeln auf. Im Serum werden erhöhte Werte des LATS-Autoantikörpers (long acting thyreoid stimulator) gemessen. Im neueren Schrifttum wird dieses angeführte Krankheitsbild auch als EMO-Syndrom geführt (Exophthalmus, Myxödem, Osteopathie). Morphologisch gleich ist die Akropachie bei der hypophysären Hyperthyreose; das thyreotrope Hormon hat eine stimulierende Wirkung auf die Produktion von periostalen Kollagenfasern.

Die *Myxödemarthropathie* bei hypothyreoter Stoffwechsellage verläuft nicht oder nur gering erosiv. Wegen der klinischen Erscheinung mit Morgensteifigkeit, Gelenkschmerzen und Synovialisschwellung der MCP- und Karpalgelenke ist sie eine Differentialdiagnose zur rheumatoiden Arthritis. Bekannt ist die Neigung zu Knochennekrosen, im Handbereich besonders des Os lunatum. Während die angeborene Hypothyreose durch die gesetzlich vorgeschriebene TSH-Untersuchung am 5. postpartalen Tag heute fast immer erkannt wird, ist die juvenile erworbene Form nicht selten. Das Myxödem des Kindes (juvenile Hypothyreose) führt zu Skelettreifungsstörungen mit verzögertem Schluß der Epiphysenfugen.

Die radiologischen Kardinalsymptome sind auf der Handaufnahme erkennbar: Die verzögerte Skelettreife kann durch den Vergleich mit entsprechenden Tabellenwerken bewiesen werden. Knochenkerne treten verspätet auf, Epiphysenfugen werden später geschlossen. Die Epiphysen verknöchern aus zahllosen Ossifikationszentren heraus, die Epiphysen wirken dadurch wie vielfach fragmentiert. Statt eines Ossifikationskerns, der vom Zentrum her gleichmäßig verkalkt, bilden sich im Knorpel mehrere Herde, die erst allmählich konfluieren. Die Epiphysen sind nicht glatt, sondern sehen unregelmäßig und fleckig maulbeerförmig aus. Die Röhrenknochen der Hand erscheinen verkürzt und plump.

Bei Erwachsenen ist die Hypothyreose als eine Ursache des Karpaltunnelsyndroms bekannt, Skelettveränderungen kommen jedoch bei der erworbenen Hypothyreose nach der Skelettreife nicht mehr vor.

Die *chronische, lymphozytäre Autoimmunthyreoiditis Hashimoto* betrifft vornehmlich Frauen im 4. und 5. Dezennium. Diese häufigste Thyreoiditisform beginnt zunächst unmerklich schleichend und verursacht im weiteren Verlauf eine klinisch faßbare hypothyreote Stoffwechsellage. Die Autoantikörper gegen Thyreoglobulin (TAK) sind in 70% der Fälle erhöht, die mikrosomalen Antikörper (MAK) in 95% der Fälle. Radiologisch imitiert das Krankheitsbild die Befunde einer frühen rheumatoiden Arthritis (s. S. 2).

Anhang

Fehlbildungen des Handskeletts im Rahmen internistischer Syndrome

Arachnodaktylie

- kongenitales Arachnodaktyliesyndrom,
- Marfan-Syndrom,
- Homozystinurie,
- Myotone Curschmann-Steinert-Dystrophie

Polydaktylie

- Trisomie 13,
- akrofaziale Dysostose (Unterkieferspalte, Oligodentie),
- akrorenale Fehlbildung (Agenesien oder Doppelungen von Harntraktteilen),
- Bauchdeckenaplasiesyndrom,
- Diamond-Blackfan-Syndrom (autosomal rezessiv, normozytäre und normochrome Anämie mit Normalwerten der anderen Blutzelle; nahezu vollständiges Fehlen der Erythroblasten im Mark),

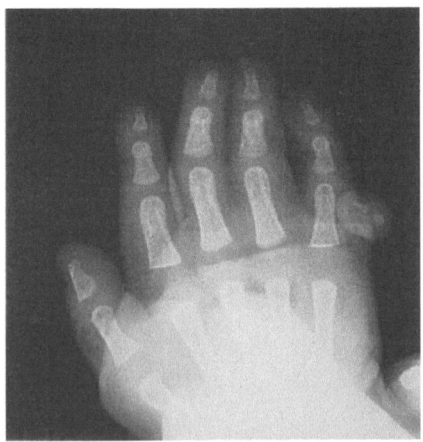

Abb. A1. Hexadaktylie eines Kleinkindes mit Möbius-Syndrom

- Holt-Oram-Syndrom (kongenitale kardiovaskuläre Erkrankungen wie ASD und VSD, Daumenfehlbildungen, Klavikulafehlbildungen),
- Meckel-Syndrom (polyzystische Nieren, Enzephalozele),
- Möbius-Syndrom (kongenitale Fazialisparese),
- Poland-Syndrom (Dysplasie des M. pectoralis),
- Say-Gerald-Syndrom (Wirbelsäulenanomalie, Anus imperforatus)

Brachydaktylie

- Down-Syndrom (Trisomie 21),
- Fanconi-Anämie,
- Goltz-Syndrom,
- Hand-Fuß-Uterus-Syndrom,
- hereditäre Osteodystrophie Albright,
- Klinefelter-Syndrom,
- Lesch-Nyhan-Syndrom,
- Möbius-Syndrom (kongenitale doppelseitige Fazialisparese),
- Myositis ossificans progressiva,
- Progerie,
- Trisomie 13, Trisomie 18, XXXXY-Syndrom,
- Poland-Syndrom (Dysplasie des M. pectoralis mit Anomalien der ipsilateralen oberen Gliedmaßen)

Brachymetakarpalie

- Gorlin-Goltz-Syndrom,
- Fanconi-Anämie,
- Hand-Fuß-Uterus-Syndrom,
- hereditäre Osteodystrophie Albright,
- Mukopolysaccharidose I und II,
- myotone Curschmann-Steinert-Dystrophie,
- Poland-Syndrom,
- Turner-Syndrom,
- Tricho-rhino-phalangeal-Syndrom

Karpale Fusionen

- F-Syndrom (akro-pektoro-vertebrale Dysplasie),
- frontometaphysäre Dysplasie,

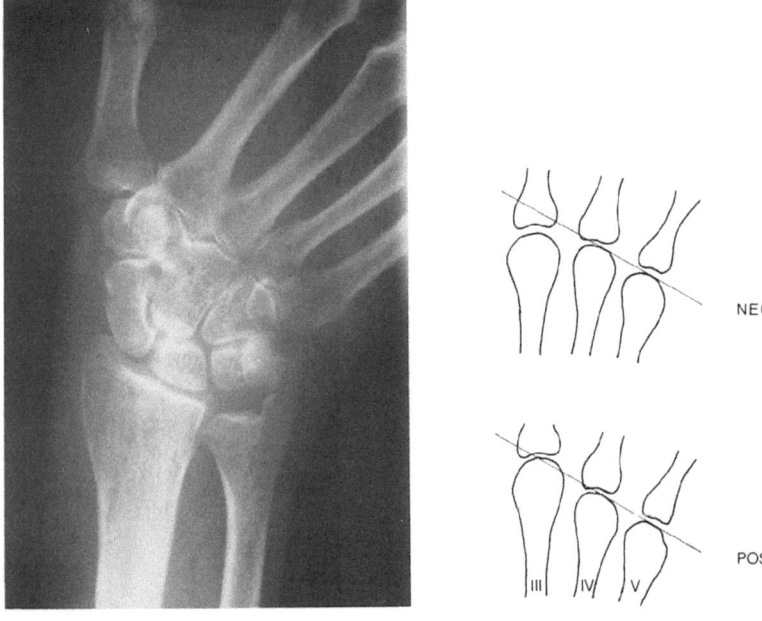

Abb. A2 *(links).* Karpale Fusion (Zufallsbefund) des Os trapezoideum und Os capitatum

Abb. A3 *(rechts).* Tangentenzeichen (positive Metakarpalzeichen; Erklärung s. Text)

- Hand-Fuß-Uterus-Syndrom,
- Holt-Oram-Syndrom (Herzseptumdefekte, Handwurzel- und Fingermißbildungen, Vorderarm-, Schulter-, Ellenbogenmißbildungen),
- Turner-Syndrom,
- Keratoma palmaris et plantaris familiaris,
- Strasburger-Hawkins-Eldridge-Syndrom (in der Kindheit erworbene Taubheit, Fehlen von Interphalangeal- und Karpalgelenken)

Lange Metakarpalia

- Marfan-Syndrom,
- Arachnodaktylie-Syndrom,
- Homozystinurie,

– Sotos-Syndrom (beschleunigte Skelettreifung, geistige Retardierung, akromegaloides Aussehen, charakteristische Gesichtszüge)

Positive Metakarpalzeichen (Abb. A3)

– Hereditäre Osteodystrophie Albright,
– Klinefelter-Syndrom,
– myotone Dystrophie,
– Turner-Syndrom

Phalangenverkürzungen

– Fanconi-Anämie,
– Hand-Fuß-Uterus-Syndrom,
– Holt-Oram-Syndrom,
– kleidokraniale Dysplasie (brachyzephaler Kopf, Aplasie der
Schlüsselbeine, Prognathie, Zahnanomalien),
– Myositis ossificans progressiva,
– Progerie,
– Pseudoxanthoma elasticum,
– Trisomie 13 und 18,
– Down-Syndrom,
– Poland-Syndrom,
– XXXXY-Syndrom,
– Noonan-Syndrom (Turner-Phänotyp mit normalem Karyotyp)

Syndaktylie

– Basalzell-Nävus-Syndrom,
– Epidermolysis bullosa dystrophica,
– F-Syndrom,
– Fanconi-Anämie (kongenitale Panzytopenie),
– Fazial-, Digital-, Genitalsyndrom,
– hereditäre Osteodystrophie Albright,
– Holt-Oram-Syndrom,
– Laurence-Moon-Biedl-Syndrom (Fettsucht, genitale Hypoplasie,
geistige Retardierung, Syndaktylie und Polydaktylie, Retinitis
pigmentosa, Hüftdysplasie, Anomalien der Harnwege),
– Möbius-Syndrom (kongenitale doppelseitige Fazialisparese),
– Myositis ossificans progressiva,

- Osteogenesis imperfecta tarda,
- Poland-Syndrom (Syndaktylie und Dysplasie des M. pectoralis),
- Rothmund-Syndrom (Erythem, Hautatrophie und -pigmentierung, Teleangiektasien, Katarakt)

Akroosteolysen

Distale Akroosteolysen kommen bei folgenden Krankheitsbildern vor:

- Epidermolysis bullosa,
- erbliche Keratosis palmaris et plantaris,
- Pachydermoperiostose,
- Vinylchloridintoxikation (PVC-Krankheit),
- M. Raynaud,
- kongenitale Porphyrie,
- arterielle Verschlußkrankheit,
- progressive Sklerodermie und CREST-Syndrom,
- Hyperparathyreoidismus,
- Osteomalazie,
- Frostschäden,
- chronische Schädigung durch ionisierende Strahlen,
- posttraumatische Osteolysen,
- infektiöse, osteitische Lysen,
- Psoriasisarthropathie,
- nichtfamiliäre Akroosteolyse und familiäre (autosomal dominant vererbte) Akroosteolyse,
- Sezary-Syndrom,
- Progerie,
- Rothmund-Syndrom,
- Apert-Syndrom.
- Akrodermatitis chronica atrophicans Pick-Herxheimer,
- Lepra,
- Epidermolysis bullosa,
- Thrombangiitis obliterans Winiwarter-Buerger

Zystische Veränderungen am Handskelett

- Sarkoidose,
- zystisch verlaufende Form der rheumatoiden Arthritis,

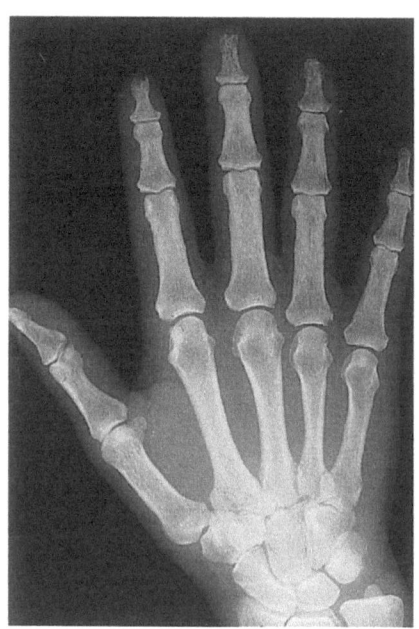

Abb. A4. Akroosteolysen bei
einer Sklerodermiepatientin

- Hämochromatose,
- Kollagenosen,
- Amyloidose,
- Knochentuberkulose (Jugendliche, Karpalia),
- tuberöse Sklerose,
- polyzystische Osteodysplasie

Osteosklerose der terminalen Phalanagen

- Sklerodermie,
- rheumatoide Arthritis,
- systemischer Lupus erythematodes,
- idiopathisch (meist Frauen über dem 40. Lebensjahr),
- seltener bei: Sichelzellenanämie, Gicht, Panarteriitis nodosa

Häufige exogene chronische toxische Osteopathien am Handskelett

Chronische Bleivergiftung

- 90% des aufgenommenen Bleis wird in der Knochenmatrix abgelagert. Statt Hydroxylapatit wird in der Knochenmatrix Bleiapatit gefunden.
- Neuere Arbeiten verneinen die früher als pathognomonisch angenommenen „Bleilinien" im Röntgenbild. Im Tierversuch und in klinischen Studien konnte das Auftreten dieser metaphysären Verdichtungslinien nicht nachgewiesen werden.
- Radiologisch sichtbar ist eine zunehmende Osteoporose, besonders in den metaphysären Wachstumszonen von Kindern (toxischer Bleieffekt auf die Osteoblasten).
- Bei Erwachsenen erreicht die Bleiintoxikation nur selten ein Ausmaß mit radiologisch faßbaren Veränderungen. Bekannt ist die Bleiosteoporose, osteoplastische Lamellenbildungen und die knöcherne Metaplasie von Bindegewebe.

Knochenfluorose

- Endemische Intoxikation (Trinkwasser), industrielle Fluorose bei Keramikarbeitern etc., Fluormedikamente,
- normaler Tagesbedarf 1–3 mg,
- oral aufgenommenes Fluor wird zu 94% im Knochen deponiert (Fluorapatit). Fluor stimuliert direkt die Osteoblasten.
- Radiologisch findet man eine diffuse Hyperostose und verwaschene Spongiosasklerose (Bimsstein), eine Periostose und Bänderverkalkungen (zwischen Radius und Ulna, Membrana interossea).
- Bei lang andauernder Fluorose (über 10 Jahre) wird der Knochen zunehmend eburnisiert und marmorartig. Die Verkalkungen an den Sehnen- und Bandansätzen wirken wie grobe Exostosen.
- Verkalkung der Wirbelsäulenbänder,
- asymmetrische Osteoproliferationen an den Diaphysen der Handphalangen,
- Kompaktaverdickung.
- Die Spongiosasklerose wird in den Wirbelkörpern früher sichtbar als in den peripheren Skelettabschnitten.
- Die Dichtezunahme am Achsenskelett kann mit einer erhöhten Frakturgefährdung am peripheren Skelett einhergehen (mehr Radiusfrakturen).

Wismut- und Phosphorintoxikation

- Die Wismut- und Phosphorlinien sind metaphysäre, feine Verdichtungslinien. Mit zunehmendem Skelettalter können sie diaphysenwärts wandern.
- Phosphorbänder finden sich auch in den Epimetaphysen der Röhrenknochen, am Schädel und in den Rippen.

Eine *chronische Kadmiumintoxikation* imitiert die Looserschen Umbauzonen und Demineralisation der Osteomalazie.

Die *PVC-Vergiftung mit Raynaud-Symptomatik* ist eine der Differentialdiagnosen der Akroosteolysen.

Die *Vitamin-A-Vergiftung* führt zu ausgedehnten periostalen diaphysären Knochenneubildungen, besonders an den Unterarmknochen.

Die *Vitamin-D-Intoxikation* erkennt man an einer verstärkten Mineralisation der Diaphysenendzonen, später an einer benachbarten reaktiven Demineralisation mit metaphysären Aufhellungsbändern. Bekannt sind periartikuläre Weichteilverkalkungen.

Autoantikörperprofile

Tabelle A1. Autoantikörperprofile

Krankheitsbild	Antikörpertyp	Häufigkeit (%)
Rheumatoide Arthritis	Rheumafaktoren	70–90
	F ANA	30–60
	R ANA	40–60
	aHiston	25
	aSS-A	20
primäres Sjögren-Syndrom	Rheumafaktoren	20–50
	SS-B	40–60
	SS-A	60
	ANA	10–25
Dermatomyositis/PM	a-PM	65
	aMi	50
	aJol	30
	aUl-RNP	15
	aSS-A	10

Tabelle A1 (Fortsetzung)

Krankheitsbild	Antikörpertyp	Häufigkeit (%)
Systemischer Lupus erythematodes	a-ds-DNS	50e–60
	a-ss-DNS	50–60
	aHiston (bei medikamentös induziertem Lupus)	25–30
	aSm	30–35
	a-Ul-RNP	30–40
	a-SS-A	30–40
	a-SS-B	10–15
	Lupus-Antikoagulant	35–40
	a-Cardiolipin (thrombotische Komplikation)	30–40
	a-ribosomales-P (ZNS -Beteiligung)	40
	F ANA	90
	aRo (renale Beteiligung)	< 10
Progressive systemische Sklerose	F ANA	96
	antinukleoläre RNA	40
	a-SCL 70 (nicht bei CREST)	20
	Anticentromer	10–20
	aPM	10
	a-Ul-RNP	10
	a-SS-A	10
	a-SSM-B	10
Mischkollagenose	a-Ul-RNP (Sharp-Syndrom)	100
	a-SS-A	20
	a-Sm	< 10
	a-SS-B	< 10

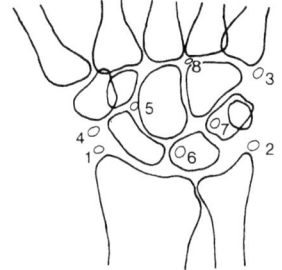

Abb. A5. Die statistisch häufigsten Knochenakzessoria: persistierender Kern des Processus styloideus radii **(1)**, persistierender Kern des Processus styloideus ulnae **(2)**, Os vesalianum **(3)**, Os radiale externum **(4)**, Os centrale carpi (1% aller Menschen, **5**), Epilunatum **(6)**, Epipyramis **(7)**, Os styloideum **(8)**

Häufige Knochenakzessoria der Handwurzel

Alle wesentlichen Knochenakzessoria der Handwurzel werden in der grundlegenden Arbeit von Pfitzner (1894) genannt. Die statistisch häufigsten Akzessoria sind in Abb. A5 dargestellt.

Literatur

Amor B (1983) Reiters syndrome and reactive arthritis. ClinRheumatol 2:315–316

Ansell B (1978) Chronic arthritis in childhood. AnnRheumDis 37:107–120

Ansell B, Kent A (1977) Radiological changes in in juvenile chronic polyarthritis. SkeletRadiol 1:129–144

Ansell B, Wigley AD (1964) Arthritic manifestations in regional enteritis. AnnRheumDis 23:64–72

Aptekar RG, Lawless OJ, Decker J (1974) Deforming non erosive arthritis of the hand in systemic lupus erythematosus. ClinOrthop.100:120–124

Arlart I, Bargon G (1981) Periostale Knochenneubildung bei Colitis ulcerosa im jugendlichen Alter. FortschrRöntgenstr 135:577–582

Arnett FB, Stevens WB, et al. (1980) Juvenile onset chronic arthritis: Clinical and roentgenographic features of a unique HLA B 27-subset. AmJMed 69:369–376

Arnett FC, Edworthy SM, Bloch DA (1988) The 1987 revised ARA criteria for classification of rheumatoid arthritis. ArthritisRheum 31:315–324

Aufdermaur M (1974) Pathologische Anatomie der peripheren Gelenke bei der progredient chronischen Polyarthritis und bei der Spondylitis ankylopoetica Bechterew. RadiolClinBiol 43:292–303

Avila R, Pugh DG, Slocumb CH, Winkelmann RK (1960) Psoriatic arthritis: A roentgenologic study. Radiology 75:691–702

Beaulieu A, Roy R, Mathon G (1983) Psoriatic arthritis risk factors for patients with psoriasis: A study based on histocompatibility antigen frequencies. JRheumatol 10:633–636

Beck M (1993) Lysosomale Speicherkrankheiten. DtschÄrtzebl 90:29–36

Beltran J, Candill JL, Hermann A et al (1987) Rheumatoid arthritis: MR imaging manifestations. Radiology 165:153–157

Beneke G (1971) Pathologische Anatomie der rheumatoiden Arthritis. Therapiewoche 21:709–721

Berens D, Lin RK (1969) Roentgen diagnosis of rheumatoid arthritis. Thomas, Springfield/Ill.

Bergholz M, Schauer A, Poppe H (1979) Diagnostic and differential diagnostic aspects in Histiocytosis X disease. PatholResPract 166:59

Bjernsand AJ (1968) New bone formation and carpal synostosis in scleroderma. AmJRoentgenol 103:616–619

Björksten B, Gustavson KH, Eriksson B, Lindholm A (1978) Chronic recurrent multifocal osteomyelitis and pustolosis palmoplantaris. JPediat 93:227–228

Bleifeld CJ, Inglis AE (1974) The hand in lupus erythematosus. JBoneJointSurg(Am) 56:1207–1208

Blind E, Raue F, Götzmann J et al (1992) Circulating levels of parathyroid hormone-related protein in hypercalcalcemia of malignancy. ClinEndocrinol 37:290–297

Blocka KL, Bassett LW, Furst DE, Paulus HE (1981) The arthropathy of advanced progressive systemic sclerosis. ArthritisRheum 24:847–848

Brackertz D (1981) Genetik und Rheumatologie ZRheumatol 40:103–121

Brackertz D, Werner P (1980) Genetic analysis of rheumatoid arthrits. ArthritisRheum 23:656–657

Brewerton DA, James CO (1975) The histocomatibility antigen HLA 27 and disease. SeminArthritisRheum 19:191–207

Calin A (1984) Classification of seronegative arthritis. ScandJRheumatolSuppl 52:5–8

Canigiani G, Zweymüller K (1972) Skelettveränderungen im Spätstadium der Dermatomyositis. RadiolClinBiol 41:99–144

Carr RD, Heisel EB, Stevenson TD (1965) CRST syndrom. ArchDerm 92:105–120

Clark RL, Luhletaler CA, Margulies SI (1971) Colitic arthritis: Clinical and radiographic manifestations. Radiology 101:585–594

Collins LC, Lidsky M, Sharp JT, Moreland J (1972) Malposition of carpal bones in rheumatoid arthritis. Radiology 103:95–98

Compston JE, Laker MF, Woodhead JS et al (1978) Bone disease after jejuno-ileal bypass for obesity. Lancet II:1–4

Cros D, Gamby G et al (1981) Acne rheumatism: Report of a case. JRheumatol 8:336–339

Davis DE, Viozzi FJ, Miller OF, (1981) The musculoskeletal manifestations of acne fulminans. JRheumatol 8:317–320

De Cuveland E (1955) Zur Differentialdiagnose inkonstanter Skelettelemente der Hand. FortschrRöntgenstr 83:847–849

Delling G (1989) Osteopathie bei prim. Hyperparathyreoidismus. In: Hesch RD (Hrsg) Endokrinologie, Teil A. Urban & Schwarzenberg, München

Dihlmann W (1968a) Der Proc. styloideus: ein röntgenologischer Indikator für chronische rheumatische Polyarthritiden. FortschrRöntgenstr 109:199–202

Dihlmann W (1968b) Ein röntgenologische Frühzeichen der Arthritis: der Schwund der subchondralen Grenzlamelle. Z.Rheumaforsch 27:129–132

Dihlmann W (1970) Die praktische Bedeutung und Problematik der Röntgenfrühsymptome: dargestellt am Norgaard-Zeichen der chronischen rheumatischen Polyarthritis. FortschrRöntgenstr 112:247–253

Dihlmann W (1976) Röntgenmorphologische Befunde bei kindlicher rheumatoider Arthritis. VerhDtschGesRheumatol 4:60–69

Dihlmann W (1982) Röntgenfremdaufnahmen in der Rheumatologie. AktuelRheumatol 7:228–230

Dihlmann W (1987) Gelenke-Wirbelverbindungen. Thieme Stuttgart, 3. Auflage

Dubois EL, Cozen L (1960) Avascular bone necrosis associated with systemic lupus erythematosus. JAMA 174:966–971

Dubois EL, Tuffanelli L (1964) Clinical maifestations of systemic lupus erythematosus. JAMA 190:104–111

Eastmond CJ, Woodrow JC (1977) The HLA-system and the arthropathies associated with psoriasis. AnnRheumDis 36:112–120

Eckel H, Düe K (1985) Die TBC der kleinen Gelenke. FortschrRöntgenstr 142:19–23

Enna CD, Jacobson RR, Rausch RO (1971) Bone changes in leprosy. Radiology 100:295–306

Espinoza ... et al (1982) Histocompatibility typing in the seronegative spondylarthropathies: A survey. SeminArthritisRheum 11:375–381

Eyler WR, Doub HP (1956) Extraintestinal roentgen manifestations of intestinal lipodystrophy. JAMA 160:534–535

Farmann J, Effmann EL, Grnja V (1971) Crohns disease and periostal new bone formation. Gastroenterology 61:513–514

Fassbender HG (1984) Pathomechanismen der Osteoarthrose. AktuelRheumatol 9:91–98

Fauci AS, Haynes BF, Katz P (1978) The spectrum of vasculitis. AnnInternMed 89:660–676

Fendel H (1976) Die Rolle der Hand bei Skelettdysplasien Radiologe 16:273–277

Fischer E (1982) Akroosteosklerose der Finger. FortschrRöntgenstr 137:384–385

Fischer M (1977) Röntgenmorphologie der Arthritis psoriatica. AktuelRheumatol 2:109–110

Fitzgerald PF, Meenan FO (1958) Sarcoidosis of hands. JBoneJointSurg(Br) 40:256–261

Flenker ID, Ricken D (1977) Pseudo-LE und Sharp-Syndrom: zwei neue immunpathologische Krankheitsbilder. Diagnostik 10:861–864

Forrester D, Kirkpatrick J (1976) Periostitis and pseudoperiostitis. Radiology 118:597–601

Freyschmidt J (1993) Skeletterkrankungen. Springer, Berlin Heidelberg New York Tokyo

Freyschmidt J, Hehrmann R (1978) Primärer Hyperparathyreoidismus als Differentialdiagnose von schweren Skelettdestruktionen. Röntgen-Blätter 31:495–502

Freyschmidt J, Ostertag H (1988) Knochentumoren-Klinik, Radiologie, Pathologie. Springer, Berlin Heidelberg New York Tokio

Fritzler MJ, Kinsella TD, Garbutt E (1980) The CREST-syndrome: A distinct serologic entity with anticentromere antibodies. AmJMed 69:520–526

Genant HK, Kozin f, Bekerman C et al. (1975) The reflex sympathic dystrophy syndrome. Radiology 117:21

Grashey R, Birkner R (1989) Atlas typischer Röntgenbilder vom normalen Menschen, 7. Aufl. Urban & Schwarzenberg, München

Green N, Osmer C (1968) Small bone changes secondary to systemic lupus erythematosus. Radiology 90:118–120

Greenfield GB (1990) Radiology of bone diseases. Lippincott, Philadelphia

Greenspan A (1990) Skelettradiologie, 1. Aufl. VCH Verlagsgesellschaft, Weinheim

Greenstein AJ, Janowitz HD, Sachar B (1976) The extraintestinal complications of Crohn's disease and ulcerative colitis. Medicine 55:401-402

Gristina AG, Rovere GD, Shoji H (1974) Spontaneous septic arthritis complicating rheumatoid arthritis. JBoneJointSurg(AM) 56:1180-1184

Grokoest A, Snyder AI, Ragan C (1957) Some aspects of juvenile rheumatoid arthritis. BullRheumDis. 8:147-148

Gross WL (1993) Klassifikation nekrotisierender Vaskulitiden. Internist 34:599-614

Gumpel JM et al (1967) The joint disease of sarcoidosis. AnnRheumDis 26:194-205

Heuck F (1982) Ungewöhnliche Form der Osteoarthropathie bei einer Psoriasis-Erythrodermie. Radiologe 22:572-580

Hoeffel JC, Worms AM, Marcon F, Schmitt M (1992) Acroosteolysis of the phalanges and phaeochromocytoma. FortschrRöntgenstr 157:100-101

Hohmeister R (1982) Eosinophile Fasziitis. FortschrMed 100:1670-1672

Hopf A (1959) Die angeborenen Veränderungen des Unterarmes und der Hand. In: Hohmann G, Hackenbroch M, Lindemann K (Hrsg) Handbuch der Orthopädie. Thieme, Stuttgart

Hulten O (1928) Über anatomische Varianten der Handgelenkknochen. ActaRadiol 9:155-156

James DG, Neville E, Carstairs LS (1976) Bone and joint sarcoidosis. SeminArthritisRheum 6:53-81

Jayson MIV et al (1972) Unusual geodes (bone cysts) in rheumatoid arthritis. AnnRheumDis 31:174-178

Jüngling O (1921) Ostitis multiplex cystica. FortschrRöntgenstr 27:375-383

Kelley WN (1993) Textbook of rheumatology. Saunders, Philadelphia

Kelly III JJ, Weisiger BB (1963) The arthritis of Whipple's disease. ArthritisRheum 6:615-632

Kirner J (1927) Doppelseitige Verkrümmungen des Kleinfingerendgliedes als selbständiges Krankheitsbild. FortschrRöntgenstr 36:804-805

Klümper A, Wendt H, Weller S, Plötner E (1965) Entwicklung einer Melorheostose. FortschrRöntgenstr 103:572-573

Kölle G (1976) Klinischer Verlauf und Prognose der kindlichen rheumatoiden Arthritis (juvenile chronische Polyarthritis) und ihrer Sonderformen. VerhDtschGesRheumatol 4:4-12

Krahe T, Landwehr P, Stolzenburg T, Richthammer A, Schindler A, Lackner K (1990) Magnetische Resonanztomografie (MRT) der Hand bei chronischer Polyarthritis. FortschrRöntgenstr 152(2):206-213

Krause K, Prager PJ, Schmidt-Gayk H, Ritz E (1977) Diagnostik der Osteopathia antiepileptica im Erwachsenenalter. DtschMedWochenschr 101:187

Kühne H (1954) Wachstumsstörungen bei Sklerodermie. BrunsBeitrKlinChir 189:447-454

Leskinen RH, Skifvars L, Laasonen K, Edgren KJ (1984) Bone lesions in systemic lupus erythematosus. Radiology 153:349–352

Levine M, Dobbins WO (1973) Joint changes in Whipples disease. SeminArthritisRheum 3:79–93

Lorenz R, Fiedler V (1982) Der Navikularefettstreifen. FortschrRöntgenstr 137:286ff.

Mannerfelt L (1983) Das unbehandelte rheumatische Gelenk: natürliche Entwicklung und Verlauf. AktuelRheumatol 8:137–140

Martel et al (1980a) Roentgenologic manifestations of juvenile rheumatoid arthritis. AmJRoentgenol 134:400–423

Martel et al (1980b) Erosive osteoarthritis and psoriatic arthritis: A radiological comparision in the hand, wrist and foot. AmJRoentgenol 134:125–135

Marx WJ, O'Connell DJ (1979) Arthritis of primary biliary cirrhosis. ArchInternMed 139:213–216

Mason RM, Barnes CG (1969) Behcet's syndrom with arthritis. AnnRheumDis 28:95–103

McMaster M (1972) The natural history of the rheumatoid metacarpophalangeal joint. JBoneJointSurg(Br) 54:91–92

Meijers KA et al (1982) Periarteritis nodosa and subperiosteal new bone formation. JBoneJointSurg(Br) 64:592–596

Miller JH, Stanley P, Gates GF (1979) Radiography of glycogen storage diseases. AmJRoentgenol 132:379–387

Moll JM et al (1974) Associations between ankylosing spondylitis, psoriatic arthritis, Reiter's disease, the intestinal arthropathies and Behcet's syndrome. Medicine (Baltimore) 53:343–364

Murray RO, McCredie J (1979) Melorheostosis and the sclerotomes: A radiolgical correlation. SkeletalRadiol 4:57–71

Nägele M (1990) Gelenke, Sehnen, Muskulatur... In: Lissner J, Seiderer M (Hrsg) Klinische Kernspintomografie. Enke, Stuttgart

Nägele M, Kunze V, Koch W, et al (1993) Rheumatoide Arthritis des Handgelenks: Dynamische Gd-DPTA-verstärkte MRT. FortschrRöntgenstr 158(2):141–146

Norgaard F (1965) Earliest roentgenological changes of polyarthritis of the rheumatoid type. Radiology 84:325–329

O'Connell DJ, Bennett RM (1977) Mixed connective tissue disease: Clinical and radiological aspects of 20 cases. BrJRadiol 50:620–625

Pavelka K (1979) Zur Frage der Gelenk-Sarkoidose. ZRheumatol 38:90–98

Peterson jr CC, Silbiger ML (1967) Reiter's syndrome and psoriatic arthritis. Their roentgen spectra and some interesting similarities. AmJRoentgenol 101:860–871

Poppe H (1970) Die Röntgendiagnostik entzündlicher Knochen- und Gelenkerkrankungen. Chirurg 41:198–203

Probst FP (1984) Chronisch rekurrierende multifokale Osteomyeltis (CRMO). Radiologe 24:24–30

Reiser M, Lehner K, Zacher J, Rupp N, Heizer K, Weigert F (1986) MR-Tomografie der rheumatischen Gelenkerkrankungen: Darstellung der normalen und proliferativ verdickten Synovialmembran. Röntgenpraxis 39:300ff.

Resnick D (1974) Rheumatoid arthritis of the wrist: Why the ulnar styloid? Radiology 112:29–35

Rohe K, Bierther M, Wessinghage D (1980) Zur Pathogenese der Arthritis psoriatica. ZOrthop 118:300–310

Runge M (1987) Knochen und Gelenke: Radiodiagnostische Übungen. Springer, Berlin Heidelberg New York Tokyo

Schaaf JA, Wagner A, Schwarz G (1966) Röntgenuntersuchungen bei Patienten mit Pseudohypoparathyreoidismus und Pseudo-Pseudo-Hypoparathyreoidismus. FortschrRöntgenstr 105:877–878

Schinz HR, Baensch WE, Frommhold R, Glauner R, Uehlinger E, Wellauer J (1991) Lehrbuch der Röntgendiagnostik, Bd II/2, 7. Aufl. Thieme, Stuttgart

Schmidt JA, von Wichert P (1993) Vaskulitiden: Nomenklatur und Diagnostik. Internist 34:591–598

Schütte HE, van der Heul RO (1990) Pseudomalignant, nonneoplastic osseous soft tissue tumors of the hand and foot. Radiology 176:149

Schwörer J, Kraut A, Stolpmann HJ, Hunger J (1983) Bleieinlagerung in Knochenröntgenaufnahmen als Nachweismethode. FortschrRöntgenstr 138:84–94

Sieper J, Braun J (1993) Diagnostk der reaktiven Arthritis. DtschMedWochenschr 118:712–718

Stäbler A (1992) Der pathophysiologische Entstehungsmechanismus der destruierenden Handgelenksarthropathie bei Pseudogicht. FortschrRöntgenstr 156:73–76

Stark DD, Bradley Jr WG (1992) Magnetic resonance imaging, Bd II. Mosby-Year Book, St.Louis

Thiemann H, Nitz I (1991) Röntgenatlas der normalen Hand im Kindesalter. Thieme, Stuttgart

Willich E, Englert M (1973) Das Metakarpalzeichen. FortschrRöntgenstr 119:443–450

Wilson J (ed) (1991) Harrison's principles of internal medicine, 12th edn. McGraw Hill, New York

Ziegler R, Baldauf G (1984) M.Paget des Skelettes: Internistische Aspekte. Radiologe 24:401–407

Ziegler R, Klar B, Baldauf G (1990) Primäre Osteopathien in internistisch-osteologischer Sicht. Bayerische Internist 10:38–47

Sachverzeichnis

Springer-Verlag und Umwelt

Als internationaler wissenschaftlicher Verlag sind wir uns unserer besonderen Verpflichtung der Umwelt gegenüber bewußt und beziehen umweltorientierte Grundsätze in Unternehmensentscheidungen mit ein.

Von unseren Geschäftspartnern (Druckereien, Papierfabriken, Verpackungsherstellern usw.) verlangen wir, daß sie sowohl beim Herstellungsprozeß selbst als auch beim Einsatz der zur Verwendung kommenden Materialien ökologische Gesichtspunkte berücksichtigen.

Das für dieses Buch verwendete Papier ist aus chlorfrei bzw. chlorarm hergestelltem Zellstoff gefertigt und im pH-Wert neutral.